人生を変えるサウナ術

なぜ、一流の経営者はサウナに行くのか？

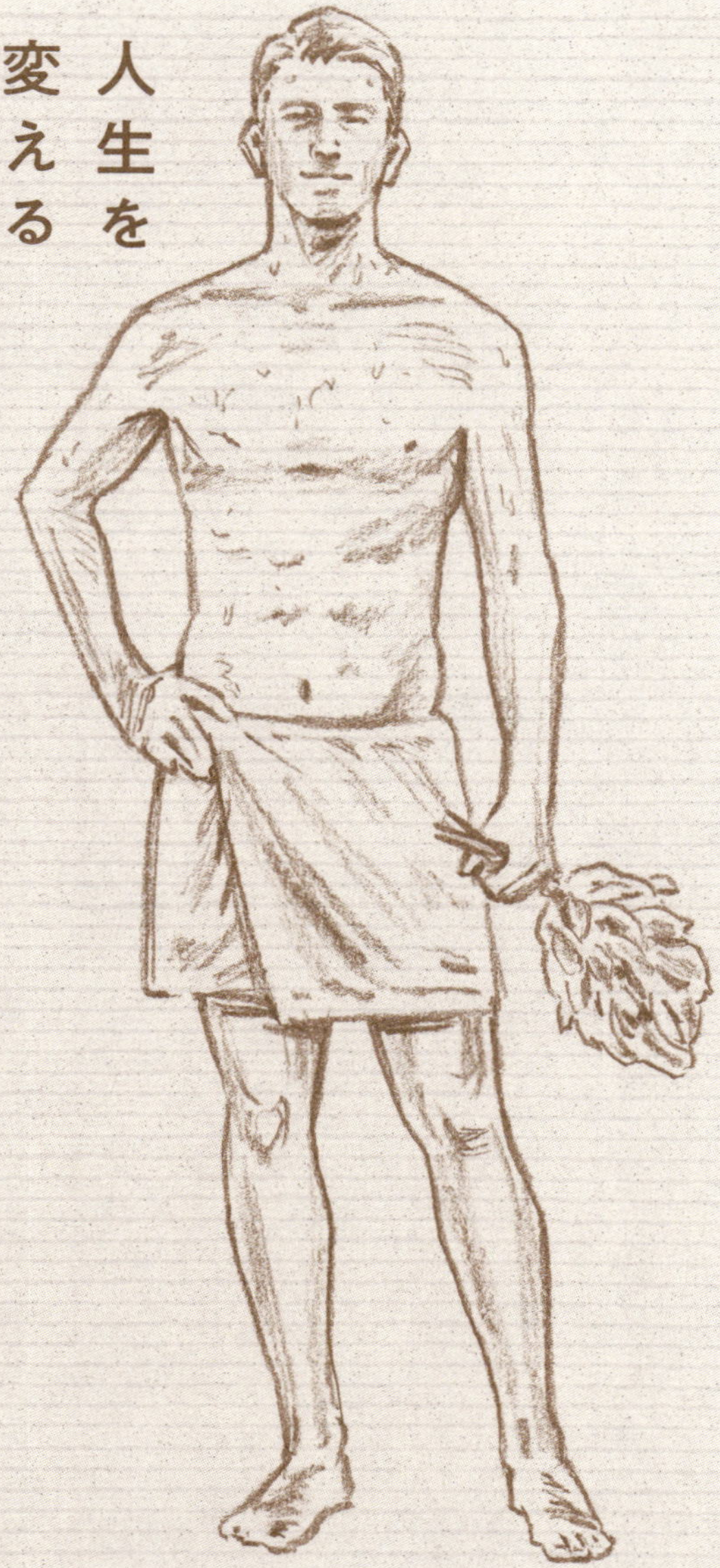

本田直之
Naoyuki Honda

松尾大
Dai Matsuo

KADOKAWA

人はみな生まれながらに平等だが、サウナ以上に平等な場所はない。
Saunaa tasa-arvoisempaa paikkaa ei ole.
――フィンランドの言い習わしより

はじめに

「今、日本はサウナブームに沸いている」

この本を手にとってくださった方の中には、そう聞いて、「そうそう、最近サウナが流行っているよね」と思う人もいれば、「経営者？　サウナ？　何それ流行ってるの？」と思う方もいらっしゃるかもしれません。

僕らはこれまで、20年以上にわたってサウナに入り続けてきました。

本田は経営する会社の上場準備で、最も忙しかった2000年頃から。松尾は20歳くらいの頃、札幌でいろいろな事業をやり始めた頃から。

当時は今のように本格的なサウナ施設も少なければ、「こうやって入ると良い」といった具体的な方法論もなく、ただ自分たちの「気持ちいい」という感覚に身を任せ、手探りでサウナに入り続けてきましたが、気がつけば、かたや数々のサウナイベントをプロデュースし、かたや〝ととのえ親方〟と呼ばれながらサウナ室のディレクションも手がけるようになって、すっかり「サウナ界」の真ん中にいるようになりました。

そうやって人生の半分以上をサウナに入り続けながら、その動向を見守り続けてきた僕らからすると、今の日本には空前のサウナブームが起きていると感じます。

ここ3〜4年でも、じわじわとサウナブームの予兆のようなものが感じられていましたが、2019年に入ってそのブームが一気に爆発し、今が最も盛り上がっているという印象です。

もちろんドラマや映画の影響も大きいと思うのですが、今これだけサウナがブームになっている本質的な理由は〝今の時代が求めているものとサウナがもたらしてくれる効用がぴったりマッチしているから〟それに尽きるのではないかと思います。

経済は停滞し、日頃のストレスや将来に対する不安が日に日に増していくような感覚。今の僕らを取り巻くそうした閉塞感を打破して、人生を明るく、楽しく、幸せを感じながら生きていくために必要な力を、サウナがもたらしてくれるのです。

また経営者の視点で考えてみると、最もハードなスケジュールを送るビジネスパーソンや、激動の時代を生きる経営者の方にとって、サウナは最強のソリューションとなり得るだろうとも考えています。

そこで本書では、サウナが我々の人生に対して実際にどんな良い影響を与えてくれるのか、どうやって入ると良いのかについて、主にビジネスパーソンの方に向けてご紹介しつつ、僕らが巡ってきた海外のサウナのことや同じサウナ好きの経営者から訊いたこと、今、サウナブームの最前線で起きている最新の事例についてまとめさせて頂きました。

本書を読んで実際にサウナに入ってくださった皆さまが「ととのう」という境地を体験し、ご自身のビジネスや人生に対して劇的な良い効果を感じて頂くことができたなら、僕らとしてこれ以上嬉しいことはありません。しかし、本当にそれだけの力が、サウナにはあるのです。

それでは、人生も変えてしまう素晴らしいサウナの世界を、早速ご紹介してまいりましょう。

本田直之
松尾大

目次

第3章　最大の効果を得る、サウナ入門

第4章　海外のサウナ事情

第5章　経営者たちのサウナ哲学

第6章 サウナはこれから、どこに向かうのか？

巻末特典

今すぐ行きたい！ 日本・世界の名サウナ

なぜ、
今、サウナ
なのか？

第1章

今、サウナブームが起きている⁉

「はじめに」の部分でも書いた通り、今、日本にはサウナブームが起きている。サウナの話をすると「実は僕もサウナ好きで、よく入りに行っているんです！」という若い人も出てくるし、サウナー（サウナ愛好者）を公言する著名人も、ずいぶん増えてきたように思う。最近知ったところでは、ワールドカップで目覚ましい成績を残したラグビー日本代表のキャプテン、リーチ・マイケル氏。自宅にサウナがあり、心身のコンディションを万全の状態に保つために、サウナを利用しているのだという。

僕らの周りの仲間の中では、もはやサウナはある種の教養、「当たり前」のものになりつつあって、「ととのう」「羽衣」「サフレ」といったサウナ用語や「サウナ→水風呂→外気浴」という入り方のサイクルが一般化し、タナカカツキ氏の『サ道』（ＰＡＲＣＯ出版）によってそれらがマンガで可視化され、芸能界屈指のサウナー、オリエンタルラジオ・藤森慎吾氏のサウナ専門番組「オリラジ藤森のＴｈｅＳＡＵＮＮＥＲ〜サウナｄｅアッアッ〜」で紹介されたりもした。

２０１８年11月11日には、松尾が代表を務めるＴＴＮＥ主催の日本のベストサウナ「サウナシュラン」が発表、２０１９年に入ってからは、『ＧＯＥＴＨＥ［ゲーテ］』（幻冬舎）のウェブサイトで松尾の連載「ととのえ親方のサウナ道」が始まり、7月に『サ道』のテレビドラマ化（テレビ東京）、8月にはこれまたサウナを題材にしたドラマ『サウナーマン〜汗か涙かわからない〜』（ＡＢＣテレビ）の放送開始、9月にはサウナのドキュメンタリー映画『サウナのあるところ』が公開され、ＮＨＫなどのニュース番組でもサウナが取り上げられるなどのメディア展開が続き、いよいよこのサウナブームも確固たるものになった。

いずれにもサウナ発祥の地・フィンランド由来のサウナ文化や効果的な入浴方法、実在するサウナ施設などが登場し、映像によってその魅力がリアルに伝えられている。

サウナ施設（サウナ専門の施設に加え、町の銭湯やスーパー銭湯など）は、探してみると意外とたくさん身近にあるもので、ドラマや映画を観て「サウナ良いかも……！」と思ったら、すぐに入りに行くこともできる。良い形で、今のブームの流れを牽引してくれている。

メディア化以前にどのようにサウナのブームが広まってきたのかといえば、やはり口コミの積み重ねによるものが大きいように思う。

そもそも、日本人の中に「サウナに全く入ったことがない」という人はほとんどいなかった。温泉や健康ランドにサウナがあれば、誰でも一度は入ってみた経験があるだろう。

にもかかわらず、サウナに対して苦手意識を持つ人たちは非常に多い。今でこそサウナブームのおかげもあって「サウナが好き」という人も増えたが、それでもまだ7割ほどの人たちが「サウナを苦手」と感じているという。

「熱い」「つらい」「苦しい」というサウナのイメージ。しかし、一部の人たちは本当のサウナとその力について、直感的に気づいていた。そして、**近年正しいサウナ文化が様々な形で言語化・可視化されたことによって、それらを他者に伝えることが可能になり、伝聞を通して徐々に広まってきたのである**（ちなみに松尾も〝ととのえ親方〟として数々の経営者をサウナーに変え〝ととのい〟に導いてきた、まさにその張本人である）。

最近変わってきたサウナのイメージ

これまでのサウナには〝汗だくな昭和のおじさん〟という、なんだかイケてないイメージがあった。今ではちょっと想像がつかないかもしれないが、昔はサウナ室内でタバコを吸ったり、ヒゲを剃ったりするような人もいたりした。

だから僕らにも「サウナは好きだけど、サウナおやじだと思われたらいやだなぁ」とサウナ施設には行かず、ジムのサウナにしか行っていなかった時期もあったし、わざわざ「サウナが好きです」と周囲には公言せず、個人的にサウナを楽しんでいた。

そもそも、サウナに入って気持ちいいのは、僕らにとっては当たり前のことすぎて周囲に話すまでもないことだった。「耳かきすると気持ちいいよね」と上司や部下、同僚はもちろん、家族や友人と確かめ合うことがないのと理由は同じだ。

そこには「美味しい」や「楽しい」ではなく「気持ちいい」という感覚を共有し合うことへの照れくささもあったのかもしれないし、「一緒にサウナで気持ちよくなろうよ」と友人を誘うのは、やはりなかなか勇気がいるものであった。

しかし、こうしたサウナのイメージも、ここ数年で大きく変わってきた。「サウナ→水風呂→外気浴」という、**サウナをより気持ちよく楽しむための一連の流れが明確になり、僕らをはじめとする一部のサウナーが「もっと気持ちいいサウナの入り方」を他人に教え始めた**のだ。主に流行に敏感なＩＴ企業の経営者やクリエイターの人々の間で「みんなで一緒に行こうよ」「入り方ちょっと教えてくれない？」というサウナに人を連れて行く流れが広がり、加速した。

ちなみにこうした流れは、日本でヨガやトライアスロンが流行したときに似ているなと感じる。かつてオウム真理教がヨガ教室と偽って信者を勧誘していた影響で強烈な負のイメージのあったヨガに、２０００年頃にセレブが颯爽とヨガマットを持って歩く海外のスタイリッシュなイメージが持ち込まれ、ライフスタイルとして急速に一般化した。

トライアスロンも〝なんだか「鉄人」のようなストイックな人たちがやっている、

マイナーな競技〟という印象のあったものが、僕らの周りの経営者を中心に流行り出し、一気にブームへと波及した。

サウナもヨガもトライアスロンも、本来は良いはずのものがイメージの影響によって抑圧され、マイナーなものであり続けてきた。だからこそ、**その負のイメージが払拭されたとき、反動的なブームのインパクトも大きい**のである。

サウナは新たなカルチャーへ

最近増えてきたサウナ関連のイベントも、ブーム牽引の大きな要因となっているだろう。サウナがイベント化することで「みんなでサウナに行く」「友達を誘ってサウナに行く」といったことのハードルはだいぶ下がった。

「キャンプ×サウナ」「音楽×サウナ」「グルメ×サウナ」といった、サウナと他の要素のコラボレーションにより、サウナの楽しみ方も一気に拡大した。

２０１８年、僕らがＴＲＵＮＫ（ＨＯＴＥＬ）のテラススイートにテントサウナを導入して開催したサウナ・パーティーでは、人気シェフの料理やＤＪのノリの良い音楽とサウナとのコラボを実現し、「おっさんの文化からカルチャーへ」を象徴する、日本サウナ史における歴史的なイベントとなった。ＹｏｕＴｕｂｅで「ＴＲＵＮＫ ＨＯＴＥＬ ＳＡＵＮＡ ＰＡＲＴＹ」と検索してもらえれば、きっとその雰囲気を感じて頂けるだろう。

また、下北沢の高架下で開催した「ＣＯＲＯＮＡ ＷＩＮＴＥＲ ＳＡＵＮＡ ＳＨＩＭＯＫＩＴＡＺＡＷＡ」は、都心の真ん中でアウトドアサウナを楽しめる流行最先端のイベントとして、好評を博した。このイベントの最終日にも人気シェフの料理とワインを用意した会を開催し、「サウナとサウナ飯を楽しむ」というサウナの新たな方向性を提供した。

９月には、主催団体として運営に参加した日本最大級のサウナイベント・ＳＡＵＮＡ ＦＥＳ ＪＡＰＡＮ ２０１９が長野県フィンランドヴィレッジにて開催され、全国のサウナーが一堂に会した。今後もますます、こうしたサウナ関連のイベントは増えていくだろう。

また、２０１７年に松尾が〝サウナ師匠〟こと秋山大輔とふたりで立ち上げたサウナーによるサウナーのためのサウナー専門ブランド「ＴＴＮＥ」では、サウナーのためのアパレル商品を展開し、文字通りの「サウナのファッション化」に貢献している。一度ホームページを覗いて頂ければ、今の日本のサウナシーンにいかに大きなイメージ変革が起きているか（あるいは僕らが起こそうとしているか）きっとおわかり頂けるだろう。

ずっと間違っていた、日本のサウナ

少し話題を元に戻そう。サウナはみんなが知っている身近なものなのに、なぜ、こんなにも多くの人が苦手意識を持っているのだろうか。「サウナはわかる人にしかわからない」とか「日本人には体質的にサウナが合わない」というわけではない。

これまでの日本のサウナは、ずっと間違っていたのである。

そもそも日本のサウナは、どれも1957年以降にできたものだ。

日本サウナの歴史をたどると、1956年にオーストラリアで開催されたメルボルン五輪に射撃選手として出場していた許斐《このみ》氏利《うじとし》選手がサウナの存在を知り、当時銀座で開業していた東京温泉に導入したのが初めとされている。

ただし、当時のサウナはまだまだ知る人ぞ知る存在で、広く日本国民に知られるようになったのは、1964年の東京五輪開催時だった。フィンランドの選手が、選手村にサウナを持ち込んだことにメディアが注目してニュースとなり、一気に人口に膾炙《かいしゃ》、1966年には渋谷にフィンランドサウナの1号店「スカンディナビア・クラブ」が誕生し、徐々に、サウナ施設が増えていった。


しかしながら、フィンランド式サウナが日本に導入されるにあたり、ひとつの誤りがあった。

「ロウリュ」をすることができず、サウナ室内の温度が90〜100℃近くと熱く、湿度も極端に低いドライなサウナが、一般的な日本のサウナとして定着してしまったのである。

そもそも、フィンランドのサウナの温度は75～85℃程度とそんなに高くない。さらにそこにロウリュを行って湿度を高める。

ロウリュとは、ストーブ上のサウナストーンに水（アロマを入れることもある）をかけ蒸気を発生させること、ならびに蒸気そのもののことである。カンカンに熱せられたサウナストーンに水をかけると「ジューッ」という音とともに瞬時に蒸気が発生する。たちまちサウナ室内には蒸気が立ち込め、天井にぶつかってサウナ室全体の空気を動かし、じわぁっと全身から汗が噴き出て、身体の芯から温まる。

ちなみにフィンランドでは「**ロウリュ（蒸気）にはサウナの魂あり**」ということわざがあり、ほぼすべてのサウナでロウリュができるようになっている。

しかし日本ではロウリュの部分が抜け落ちてサウナが伝わってしまったのか、あるいは水をかけると壊れるタイプのサウナストーブだったのか、ロウリュすることのできるマイルドでウェットなサウナはほとんどなかった。

「とにかく熱くすればいいんでしょ？」というカラカラのオーブントースターのようなサウナが世に溢れ、サウナの中で呼吸をすれば、熱く乾いた空気がのどを傷める。直感的に身体に悪そうな感じがして「サウナ＝我慢」「サウナ＝苦手」「サウナ＝嫌い」という印象が残り、もう二度とサウナに近寄らなくなる。そして、「じっと我慢すること」に美徳を見出すおじさんたちだけがサウナに残り、ますますサウナのイメージを悪くしてしまったのだ。

しかし、それはある意味で当然の結果だった。これまでのサウナには「サウナの魂」であるはずの「ロウリュ（蒸気）」がなかったのだから。

「日本人は海外の文化を取り入れて独自の形に進化させるのが上手い民族」とよく言われるが、サウナばかりは本来の姿と違った、不完全な形のまま継承されてしまったのである。

新しく快適なサウナが増えている

間違い、誤解され続けてきたサウナが、奇しくも二度目の２０２０年東京五輪の直前に再発見され、見直されている。

そしてこのサウナブームに呼応するように、サウナ施設も新しいものができたり、いまひとつだったものが改善されたりと、前向きな変化を遂げつつある。

「ロウリュ」の概念が普及し、流行ってきたことで、自分でロウリュ（セルフロウリュ）ができるサウナや、定期的に自動でサウナストーンに水がかかり（オートロウリュ）サウナ室内の湿度が適切に保たれるような、本場フィンランドのものに近いサウナが、少しずつではあるが増えてきたのだ。

また、「サウナ→水風呂→外気浴」のサイクルに欠かせない、水風呂や休憩スペースも進化し続けている。ざぶざぶ泳げるプール式の水風呂やフィンランド北部の自然を再現した薄氷の張った水風呂、その場所ならではの絶景を眺められるよう計算されて配置された「ととのい椅子」。どこに行っても画一的であったサウナが、バラエティ豊かなエンターテインメント施設へと変わりつつある。

もちろん、旧来のドライなサウナもまだまだ多い。しかしこれだけサウナがブームになっている今、そうした状況ももうすぐ変わっていくだろう。

「どこのサウナが良いのかわからない」という方には、ぜひ巻末にある僕らが選んだおすすめサウナを参考にして頂けたら嬉しい。

サウナの最大の効用は「ととのう」ことだ

本田はだいたい年間200、松尾は400くらいのサウナに入っている。基本的には毎日入るし、1日に2回入ることもある。僕らにとってサウナに入ることはお風呂に入ることと同じように習慣化してしまっていて、もはや「何のために入るのか？」と改めて意識することは少ない。

しかし、その目的をあえて言葉にするならば、それは、「ととのう」ためだ。

「ととのう」という状態を一言でいうならば「心と身体がリフレッシュされた、調和のとれた理想的な状態」であろう。サウナから出たところには、サウナに入る前とは全く異なる、精神と肉体のととのった状態がある。このときの「ととのう」という身体がふわふわして気持ちいい感覚を、「恍惚感」や「トランス状態」と表現する人もいるし、ランナーズハイのときの感覚に近いという人もいる。

日々の日常生活では、ととのう環境が手に入らないどころか、満員電車、無茶振りをしてくる取引先や思いつきでものを言う上司、仕事が立て込んでいるときに限って叫ばれる働き方改革など、ありとあらゆるストレスに晒され、膨大なノイズが心と身体に蓄積する。残業が多く「家には寝に帰るだけ」という人もいるだろうし、家族がいる場合には「ストレスとまでは行かなくとも何らかの気づかいが必要で、なかなか心が休まらない」という人もいるだろう。

こうした現代社会の中でサウナは、ビジネスパーソンの心の拠り所、ストレスの多い世の中から精神と肉体を一時避難させ立て直すための、瞑想空間となる力を持っている。

自宅にもサウナをつくったヤフー株式会社代表取締役社長ＣＥＯの川邊健太郎氏もこう語る。

「『なぜサウナに入るのですか？』と聞く人がいるけれど、逆に『なぜサウナに入らないのですか？』と聞きたくなる。『あなたは、サウナでととのう必要もないくらい、恵まれた環境で生きているのですか？』と」

しかしながら「ととのう」は、サウナーからするといまやすっかりお馴染みの言葉であるものの、この境地に至ったことのない読者の皆さまにとっては今ひとつぴんとこない、どこかうさんくささを感じさせてしまう言葉であるかもしれない。

実際にサウナは、そのあまりに素晴らしすぎる効用ゆえ「副作用のないドラッグ」と揶揄して呼ばれることもある（もちろん、言うまでもなくサウナはドラッグではないし、合法だ）。

そこで次の章では、サウナに入って「ととのった」と実感するとき、我々の心と身体にどんな変化が起きているのか、具体的にどんな良いことがあるのかといったサウナの効用についてご紹介したい。

ビジネスに効く、サウナの効用

第2章

ビジネスパーソンにこそ、サウナが必要だ

僕らはプロのサウナーとして、「**あらゆる人にサウナの良さを知ってもらい、サウナを通して人生をより豊かで幸せなものにしてほしい**」と願ってやまないが、特にビジネスパーソンの人にこそ、ぜひサウナーになってほしいと思っている。

なぜなら、サウナには、ビジネスパーソンにとって極めて有用と思われる効果がたくさんあるからだ。

同様の効果のうち一部は、筋トレなどの他の活動によって手に入れることも可能だ。しかしながら、5分から10分間程度といったごく短時間の間に、ただじっとサウナに座っているだけで良い効果が得られるという点は、忙しいビジネスパーソンにとって非常に嬉しいところである。

もちろんこれらの効果は、ビジネスパーソン以外の人たちにとっても同じように有効なものであるが、日々様々なストレスに晒されるビジネスパーソンひとりひとりの負担をサウナが少しでも軽減し、ひいては日本社会の生産性向上、経済の発展

に繋がれば、それ以上のことはないと思う。
そして、それだけの力がサウナにあると、僕らは本気で考えている。
それでは、そんなサウナのスゴい効果について、ひとつずつ解説していこう。

フィジカル的効用① 運動後の爽快感、リフレッシュ効果

サウナの効果で最も代表的なのは、運動後に得られるのと同じ爽快感、リフレッシュ効果だ。

２０１９年に医学雑誌に掲載されたドイツの研究によると、25分間のサウナ浴と30分間の休憩によって心臓にかかる負荷は、中程度の強度のエアロバイクを漕いだ人々にかかる負荷に相当し、サウナには軽いトレーニングと同程度の心臓や血管を鍛える効果があるという。「運動したいけどなかなかまとまった時間が取れなくて……」「運動があまり好きではない」という読者の方には、かなり期待と可能性を感じて頂けるニュースではないだろうか。

さて、まずは「サウナ→水風呂→外気浴」というサイクルの中で身体にどのような変化が起きているかについて、簡単にご説明しよう。

サウナ室に入ると、身体は熱い空気に包まれてじわじわと汗が出てくる（汗が出るまでの時間には個人差があるが、サウナに入って汗をかくのに慣れれば慣れるほど発汗までの時間は短くなり、サウナ室内に足を踏み入れるとほとんど同時に、クリスタルのようなきめ細かい汗が全身の毛穴から噴き出してくる）。体内の老廃物が汗とともに排出され、身体の物質交換が進んで疲労回復に繋がる。

そうしてしばらくサウナにいると、だんだん熱くなってきて、40℃近くまで上昇した体温を冷まそうと皮膚の表面の血流量が増加し、脈拍も平常時の2倍ほどの速さになる。

「サウナ＝気持ちいい」というわけではなく、むしろ不快感が増して交感神経が活発になる。80〜90℃もあるサウナ室に何時間も居たら死んでしまうので、身体が危険信号を出すために交感神経が活発になるのは生物としては当たり前のことだ。

そうして「熱くなってきたな……」となってきたところで、サウナ室を出て水風呂に入る。温められていた身体が冷たい水で急速に冷やされ「気持ちいい〜！」となるところなので、サウナーの中にも特に水風呂をメインの楽しみにしている人は多い。

しかしながら水風呂でも、リラックスしているときに優位になる副交感神経ではなく、交感神経が優位になる。16℃などの水風呂（場所によっては一桁台の温度の水風呂もある）にずっと浸かっていたら、体温はどんどん下がり、またもや生命の危機に晒されることになるからだ。

水風呂も十分に浸かったところで、浴槽を出て、外気浴スペースで休憩を行う。このとき、**サウナ↓水風呂で大きく交感神経優位になっていたところから、反発して逆に副交感神経が優位となり、身体全体が一気にリラックスモードに入る。**水風呂によってぎゅっと収縮していた血管が解放され、体表温度も脈拍も平常時近くに戻る。

この交感神経優位から副交感神経優位に自律神経がスイッチする際の感覚、極端に暑かったり寒かったりした環境から、平常の環境に戻ってくると「ホッとする」、この、**自分の基準である体温や脈拍へと一旦リセットされ、リブート（再起動）されるときの、いうなれば野性的な感覚が、サウナにおける爽快感であり「ととのう」という感覚の正体だ。**

この一連の流れを終えると、血流の変化によって身体の凝りがほぐれ、全身のだるさや疲れが取れる。頭はシャキッとすっきりする。「これから仕事を始めよう！」というタイミングや「まだやらなきゃいけないことはあるけれど、そろそろ疲れが溜まってきたな……」というときにはぴったりのリフレッシュ方法だ。

前述の通り、この爽快感というのは、マラソンを走ってゴールしたときの達成感や、筋トレで極限まで筋肉に負荷をかけた後のじんわりとした感覚と似ていて、運動によってその代わりに得ることは可能だ。

ただし、**サウナが他の運動と異なるのは、30分~1時間というごく短時間の間に運動と同様の効果を得られる点と、ただサウナや水風呂に入って休憩するだけで良**

く、**特別な身体能力や技能、努力を必要としないこと**である。

筋トレや運動はあまり好きでも得意でもない、やろうと思ってもなかなか時間が取れない、長続きしない、という人にも今すぐ取り入れて頂けるという点で、サウナは万人に効果のあるリフレッシュ方法と言えるだろう。

もしかしたら「単にリフレッシュ効果を得るためならば、お風呂やシャワーでも同じなのでは？」と思われる方もいらっしゃるかもしれない。

お風呂の場合には、お湯によって水圧がかかり、対流によって効率よく体を温めることができる。しかし、水圧がかかる分汗はかきにくく、自律神経による体温調節がしづらいため、交感神経を最大限まで使うことができない。

すなわちお風呂とサウナでは全く役割が違うのだ。お風呂では水圧によるマッサージ効果とお湯による温浴効果で効率よくリラックスできる。一方サウナには、自律神経を最大限に使い、疲弊した神経をリセットさせる効果があるのだ。

また、シャワーの場合も、身体の表面の汗や汚れを流してすっきりすることはできても、じっくり汗を流すというところまでは至らないだろう。

こうしてみるとサウナは、汗をかく機会の少ない現代人がしっかり汗をかいて身体の調節機能を保つための、運動以外の唯一の方法であるかもしれない。

フィジカル的効用② 良質な睡眠が得られる

今、日本は眠れない国だ。

テレビやネット、雑誌では頻繁に眠りについて特集されているし、「よく眠れる」ことを打ち出した寝具も数多く販売されている。1日遊べばすぐに眠れた子供の頃のようにはいかず、睡眠障害に悩む大人が増えているのだ。背景には、ストレスや運動不足のほかに、PCやスマートフォンといった、私たちが当たり前に長時間使用しているデバイスのブルーライトという、現代ならではの要因もあるだろう。

「眠りたいのに眠れない」ということはそれ自体がストレスであるし、翌日の仕事のパフォーマンスにも大きな影響を与える。睡眠不足状態での仕事効率は飲酒時のそれと同じ、という説もあるくらいだ。

　こうした睡眠に関する悩みを抱えたビジネスパーソンにも、ぜひサウナをおすすめしたい。サウナに入った日の夜というのは本当によく眠れるし、**「サウナに入れば睡眠薬は必要ない」とフィンランドでも言われるほど、睡眠効果が高いからだ。**

　帯広の北斗病院と慶應義塾大学に勤務し、がんの遺伝子検査を専門とする〝サウナドクター〟こと加藤容崇《やすたか》医師（松尾がサウナが身体に与える影響を医学的に研究するために設立した日本サウナ学会の代表理事でもある）は、この「サウナが睡眠に与える影響」を検証すべく、サウナに入った日と入らなかった日の自身の睡眠状態を計測した。

　すると、**サウナに入らなかった日の夜は、脳や身体の疲労を回復させる深い睡眠の割合が全体の14％程度だったのに対し、サウナに入った日の夜は約28％と、全体に占める深い睡眠の割合が2倍近くになっていた。**すなわち、サウナに入った日の方が睡眠の質が改善し、ぐっすり眠れていたのである。

　実際サウナに入った後というのはあまりによく眠れてしまうので、帰りの電車を乗り過ごしてしまうこともしばしばだ。しかも深い眠りなので、なかなか起きない。

●サウナ後における睡眠相の変化

	サウナに入らなかった日		サウナに入った日	
	時間	割合	時間	割合
深い睡眠	49分	14.3%	94分	28.4%
浅い睡眠	212分	61.8%	204分	61.6%
レム睡眠	82分	23.9%	33分	10.0%

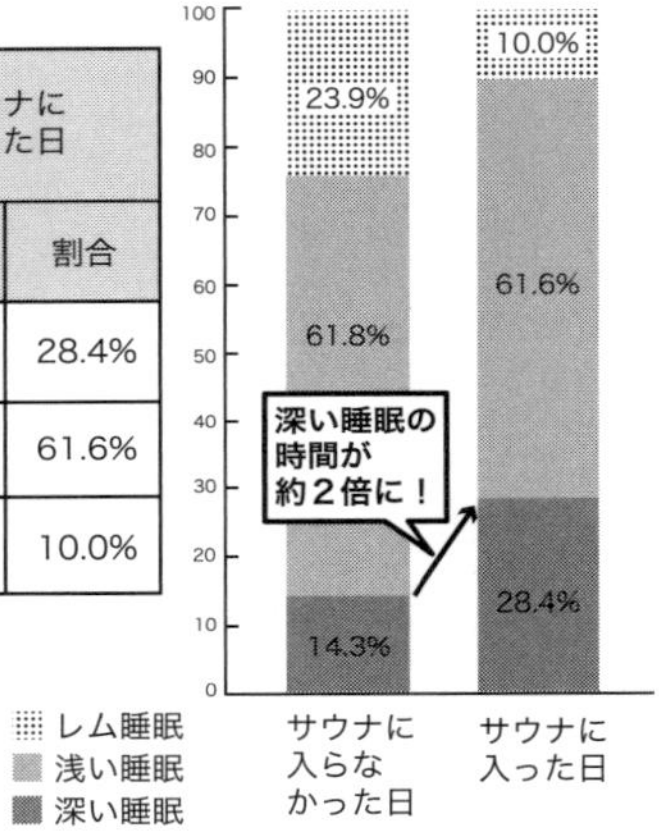

（提供）北斗病院

「できるだけ長く眠り、しっかり疲れを取りたい」と考えている人は多いが、忙しいビジネスパーソンにとって、十分な睡眠時間を確保するのはなかなか難しい。

理想的な睡眠時間が約8時間程度であるのに対し、働きざかりの40代日本人の半数前後は毎日6時間未満しか眠れていないという。また「睡眠時間は取れているけれども体質的に睡眠が浅く、なんだか疲れが取れた感じがしない」という人もいるだろう。

であれば、サウナの力を借りて、睡眠の長さよりも質を高められないか、試してみるのはいかがだろうか。

ちなみに、深い睡眠効果を得たいときには「サウナ↓水風呂↓外気浴」のサイクルを3セットくらい繰り返し、身体を副交感神経優位のリラックスモードに導いてあげるのがポイントだ。逆に、リフレッシュして作業をしたいときに長時間サウナに入ってしまうと、身体が疲れて眠くなってしまうので注意が必要。得たい効果に合わせて、効果的なサウナの入り方も微妙に異なってくるのである。

フィジカル的効用③　ご飯が驚くほど美味しくなる

ちなみに、サウナに入る前にたらふく食事をすることはおすすめできない。胃や腸などの消化器に消化のための血液が集中してしまい、身体への負担が大きくなるからだ。

サウナが運動に近いということは先ほど述べた通りだが、ご飯をたくさん食べた後に激しい運動をすると、気持ち悪くなったり、わき腹が痛くなるのと同じ、と考えて頂ければイメージしやすいだろう。ご飯を食べた後にサウナに入ると、サウナが不味《まず》くなってしまうのだ。

従って、食事はサウナの後の方がおすすめなのだが、理由は身体への負担のほかにもある。

サウナの後は、ご飯が美味しく感じられるのだ。それも、体感的には通常の2倍ほどである。

その具体的なメカニズムについては、現在「ととのう」という現象を研究する中で解明されつつある、というところだが、基本的には味覚が敏感になりいつもより味がはっきりと感じられるため、普段は「なんだか物足りないな」と感じていた薄味の料理にも奥ゆかしい旨みが感じられるようになる。

このことをよく理解しているサウナ施設は「サウナ飯」の名の下に旨い飯を用意しており、それがまたそのサウナの名物となっていたりもする。

だから僕らは、特に重要な会食や星付きレストランでのとっておきの食事には、必ずサウナに入ってから行くようにしている。その方が食事をさらに美味しく楽しむことができるし、一度この感覚を知ってしまうと、「サウナに入らないで食事に行くことは、一緒に会食してくれる相手やシェフに失礼だ」とすら感じるようになってしまったからだ。

ちなみに「サウナに入ると本当になんでもかんでも美味しくなるのか」というとそれは少し違い、サウナ後に食べたくなるもの、美味しいと感じるものには、なんとなくの傾向がある。発汗によって体内から塩分が出てしまっているため、身体が欲しているしょっぱいものや塩分は特に美味しく感じるのだろう。かつては何のためにあるのか判らなかったレモンサワーやソルティードッグのグラスの縁についている塩などが「最高に旨い」と感じるようになった。また、逆に甘みは少し感じにくくなるらしく、たしかにこってりとしたチョコレートやケーキはサウナ後に食べたいとは思わない。

「究極のサウナ飯」の探求も、サウナーにとって大きな楽しみのひとつなのだ。

また、サウナに入った後は細胞が脱水状態となり食べ物や栄養素の吸収率が上がるため、身体に良いものを食べることも健康にとっては有効だ。サウナ後にビタミンやミネラル、たんぱく質の豊富な食事を摂ることで、身体の内側からキレイで健康になることができる。女性客の多いサウナやスパ施設では、こうした栄養バランスを意識した食事メニューが用意されていることも多い。

もちろんサウナから出た後に、至福のビールやレモンサワーで一杯やるのか、ビタミンたっぷりの食事でゆっくり身体をいたわってあげるのかどうかは、完全に個人の自由である。

フィジカル的効用④　免疫力が高まり、風邪を引きにくくなる

ハードな生活を送るビジネスパーソンにとって「体調を崩さない」ということは最も重要なことのひとつだ。いくら普段の生産性が高い人であっても、一度酷い風邪やインフルエンザで1週間も寝込んでしまうと、仕事に大幅な支障をきたしてし

まうからである。

従って、意識の高いビジネスパーソンの中には、自分の身体のコンディションを常に良い状態に保つために様々な努力をしている、という人も少なくないだろう。

こうした普段のコンディション維持や免疫力のアップにもサウナが役に立つ。なんと、サウナに入ると風邪を引きにくくなるのだ。

オーストリア・ウィーン大学の研究チームが、**週に2回以上サウナに入るグループと、サウナに入らないグループの風邪の罹患率を6ヶ月間にわたって調査したという論文によると、サウナに入る人はそうでない人に比べて約50％も風邪にかかる率が低かった。**また、６ヶ月間のうち後半の３ヶ月間においてその差が顕著に表れており、これは習慣的にサウナに入ることで身体の免疫力が上がったことを意味していると考えられるということだ。

たかが風邪、されど風邪。僕らにとって最も身近でかかりやすい疾患だからこそ、リスク低減の有用性も高いというものである。特に風邪が流行り出す秋～冬の期間なら、サウナに入って身体を温めながら同時に免疫力も高められて、一石二鳥だ。

フィジカル的効用⑤　心臓病、アルツハイマー病などの健康リスク低減

汗をかいてすっきりする、ぐっすり眠れて疲れが取れる、食事が素晴らしく美味しくなる、風邪を引きにくくなる。サウナに行ってすぐに得られるこれらのフィジカル的効用は、これだけでも十分に嬉しいものだが、サウナには、長期的な健康にとってもスゴい効果がたくさんある。

ひとつは、心臓病のリスク低減だ。

東フィンランド大学（University of Eastern Finland）は、フィンランドの東部に在住する中高年男性（42〜60歳）2315人を対象とした調査を実施し、突然心臓死、冠状動脈性心臓病による死亡、心疾患による死亡、そして全死因による死亡などのリスクとサウナ入浴との関連性を調査した。それによると、**週に4回以上サウナに入る人は、週に1回しかサウナに入らない人に比べて、突然心臓死のリスクが63％も低かった**という（ちなみに「11分間未満」「11〜19分間」「19分間以上」の3グループで分けて

みると、長く入るグループの人の方が心血管疾患にかかる可能性がより低くなる傾向にある。ただし、この時間は一度に連続してサウナに入る時間ではなく、何回かのサイクルの中でサウナにいた時間の累計と思われる）。

また同様に、**循環器疾患、すなわち、心筋梗塞や狭心症になるリスクについても、日常的にサウナに入る人はそうでない人に比べてそのリスクが半減する。そして結果的に、サウナに日常的に入る人は、寿命も長くなる**という。

日本人の三大死因は悪性新生物（がん）、心疾患、脳血管疾患であるが、サウナを習慣化すれば、循環器疾患である心疾患や脳血管疾患のリスクを半分にまで下げられるというのだ。

また、さらに驚きの研究報告に「サウナが認知症を予防する」というものもある。

東フィンランド大学のロッカネン博士が、心臓病の際と同じ手法でサウナの入浴頻度と認知症発症リスクの関連性について調査したところ、**ほとんど毎日サウナに入浴する人は、週1回以下しかサウナに入らない人に比べ、軽度の認知障害になるリスクは66％低く、アルツハイマー病になるリスクは65％も低かった**という結果に至った。呼吸器疾患のリスクが約60％にまで下がるという研究報告も出ている。

いずれも我々にとって非常に身近で、かつ生命にかかわる危険性も高い疾病だ。そのリスクが、ただサウナに入るだけで大幅に下げられるとなれば、将来の健康不安を取り除くためにも、今からサウナに入っておかない手はないだろう。

少し健康が気になる年齢に差し掛かってきた両親を誘って行ったり、「サウナが健康に良いらしいよ」とおすすめしてみるのも良いかもしれない。

なお、現在の時点では「サウナに入る人の方が、入らない人よりも様々な病気にかかる可能性が低い」という事実がわかっているのみで、その具体的なメカニズムや、進行中の症状を食い止めたり、完治することができるのかどうかというところまでは解明は進んでいない。

しかしながら、先述の加藤医師は、これに脳血流の変化と何らかの関連があるのではないかと考えている。脳はとても大事な臓器であるため、細菌やウイルスなど異物が脳に侵入しないよう、脳血管の壁は隙間なく分厚く出来ているのだが、その反面物質交換が起こりづらく、徐々に老廃物が溜まる。この老廃物（アルツハイマー病の場合にはベータ・アミロイド）の脳への蓄積が、アルツハイマー病をはじめとする認知症の原因となるのだが、習慣的にサウナに入ることにより水分をはじめとする物質の交換が促進され、老廃物が洗い流されるのではないか、という仮説だ。

フィンランドでは「**もしサウナ、アルコールと（サウナの）タールが役に立たないなら、その人の病気はもう救えない**」ということわざがあるほど、サウナと健康の関係は深いものだと考えられている。サウナは殺菌効果が高く極めて清潔な空間であるため、かつてはサウナ室内で出産も行われていた。

今後サウナと健康や疾病予防・治療の関係性がさらに明らかになれば、国の予算を圧迫する社会保障関係費の大きな削減にも繋がるかもしれない。高額な治療機器や薬の代わりを、サウナが担うことができるかもしれないのだ。

ぜひ政府や医療関係者には、疾病予防や医療費削減のための施策として、病院や高齢者施設へのサウナ導入を真剣に検討してほしい。

メンタル的効用① 自律神経が鍛えられ、精神が安定する

サウナでは交感神経、水風呂でも交感神経が優位になり、外気浴で一気に副交感神経が優位になることによって「ととのい」に導かれるということは、リフレッシュ効果に関する項目の部分でも少し書いた通りである。

しかしこの交感神経や副交感神経というのがそもそも一体何のことであるかというと、自律神経と呼ばれる、血液や臓器のはたらきを司る神経系のことである。交感神経とは日中優位になる緊張モードの神経で、副交感神経とは夜間や休憩時に優位になるリラックスモードの神経だ。

僕らは毎日この交感神経と副交感神経を昼と夜で切り替えながら生きているわけだが、このバランスが不規則な生活やストレスによって崩れてしまうと、身体の不調を感じたり、自律神経失調症やうつ病といった疾患に至ったりする。

こうした疾患にかかる患者数は年々増えているようで、これもまた現代人がいかにストレスの多い社会に生きているか、また自律神経を鍛える必要性が高まってい

るかの表れともいえるだろう。
また、具体的な病気とまではいかなくても、些細なことにイライラしたり、不安に苛まれたりして、「もっと強いメンタルで居られたら……」と感じた経験は、きっと多くの人にあるはずだ。

こうしたメンタルの安定にもサウナは絶大な効果をもたらす。

熱いサウナ、冷たい水風呂と外気浴での休憩というサイクルの中で血液の流れが促進され、交感神経と副交感神経のスイッチングが繰り返されることで、自律神経の働きが鍛えられるためだ。
だから、僕らの周りのサウナーの中には、イライラしている人やメンタルが不安定な人はあまり見かけない。驚くほどおおらかで「まあなんとかなるでしょ」というハッピーなマインドを持っている人が多いのだが、もしかしたらこれもサウナのおかげかもしれない。

一流の人やトップアスリートと呼ばれる人ほど、技術やスキルを身につけること以上に、メンタルを安定させるための努力を意識的に行うという。すべては、心と身体の状態を完璧に「ととのえる」ためだ。

しかし、何か特別な訓練を行わなくても、サウナに入るだけで、メンタルはある程度安定する。

本書のテーマにもなっている「なぜ、一流の経営者はサウナに行くのか？」という問いの答えのひとつが、ここにあると言えるだろう。

メンタル的効用② 幸福を感じやすくなる

「サウナに入ると幸せになれる」というと、いよいよ怪しい感じがしてくるだろうか。

しかし僕らは実際に、サウナとともにある今の生活が最高にハッピーだし、間違いなくサウナのおかげで幸せになっているという実感がある。

オリエンタルラジオの藤森氏も、あるインタビュー記事で、サウナと幸福について次のように表現していた。

「サウナに水風呂っていったら、両手に美女抱いてる状態くらいの幸せなんですから。いや！　両手だけじゃないな……両脇、そして前後にもグラマラスな美女を抱き抱えてるのと同じ。それがサウナなんだよな〜」

　両手両脇に美女を抱き抱えているときの幸福度には多分に個人差があるとは思われるが、ともあれサウナに入った時の幸福感を多少なりとも想像して頂けるのではないかと思う。

　そして僕らが興味深いと思うのは、**サウナの発祥地であるフィンランドが２０１８年、２０１９年と２年連続で世界幸福度ランキング１位に輝いている**ことだ。

　僕らは**フィンランドが世界一幸福な国である秘密は、サウナにあるのではないか**と考えている。

　フィンランドでは、冬の日の出が遅く日の入りが早いので、冬季の日照時間が極端に短い。夏はその逆でなかなか日が沈まず、夜になっても外が明るい白夜《びゃくや》となる。

　幸せホルモンと呼ばれるセロトニンは太陽光の働きによって分泌されるため、日本海側などの日照時間の短い地域や国では「冬季うつ」「雪国うつ」といった季節性のうつ病が見られることもあり、本来ならばフィンランドも、そうした不利な環境にあるはずだが、それにもかかわらずここまで幸福度が高いのは、フィンランド人がサウナを活用しているからではないだろうか。

フィンランドでは1年の3分の1が冬にあたり、なおかつその冬が非常に寒い国であるため（寒い地域ではマイナス30℃や40℃になることもあるという）、まずは暖をとるためのサウナであったとは思う。しかしながら、そうして体を温めることを習慣にしているうちに「サウナに入っているとなんだか精神的にも安定した状況になる」ということに、意識的に、あるいは無意識のうちに気づき、文化として発展したのではないだろうか。

だとするならば、**ストレスフルな時代、ストレスフルな社会に生きる我々も、より幸福を感じやすくするためにもサウナを活用しない手はない。**

どんな過酷な環境に置かれても、いつも幸せを感じて楽しく生きていけるということ。それは人生の究極の目的でもあるからだ。

メンタル的効用③　デジタルデトックスとマインドフルネス

今や私たちは、スマートフォンとインターネットのない生活を考えることができない時代を生きている。つい十数年前まで、どちらも身近な存在ではなかったのに、まるで生まれたときからそれらがあったのではないかと錯覚するほど、すっかり生活に馴染みきっている。

おかげでとても便利な世の中になったが、一方で、とてもせわしなく、心が休まる暇がなくなった。どこにいてもＬＩＮＥや電話が24時間追いかけてくるし「見ないようにしよう」とスマホを伏せてテーブルに置いても、その２秒後にはついついなんとなく気になって手を伸ばしてしまう。

こうした状況を異常で生きにくいと感じている人のために、強制的にネットから離れるデジタル断食やデジタルデトックスのための合宿のようなものも流行しつつあるようだが、手っ取り早いのは、サウナに入ってしまうことだ。

たいていのサウナではデジタルデバイスの持ち込みが禁止されているし、仮に禁止されていなくても、高温多湿の環境に自分のスマホを持ち込みたい人はそう多くはないはずだ。

つまり、サウナに入ると強制的に自らをスマホから引き離し、溢れる情報をシャットアウトして、ひとりでじっくりと思考に没頭する時間を持つことができるというわけだ。

そして、サウナがストレスフルな外界の情報をシャットダウンしてリラックスさせ、頭をクリアにして自身の内面と向き合わせる、究極のマインドフルネスであるということも、最近脳科学的にわかってきた。

僕らが先述の加藤医師とともに、サウナに入る前と入った後の脳の状態について、MEGという機械（超高精度の脳波計のようなもので、脳全体の機能を計測することができる）で測定してみたところ、サウナに入った後は、人間の認識系を司る頭頂葉の一部分が活性化していたのである。

この部分が活性化していると、自身の内面への感覚が明敏になり、「瞑想」に近

頭頂葉のベータ波の活性化

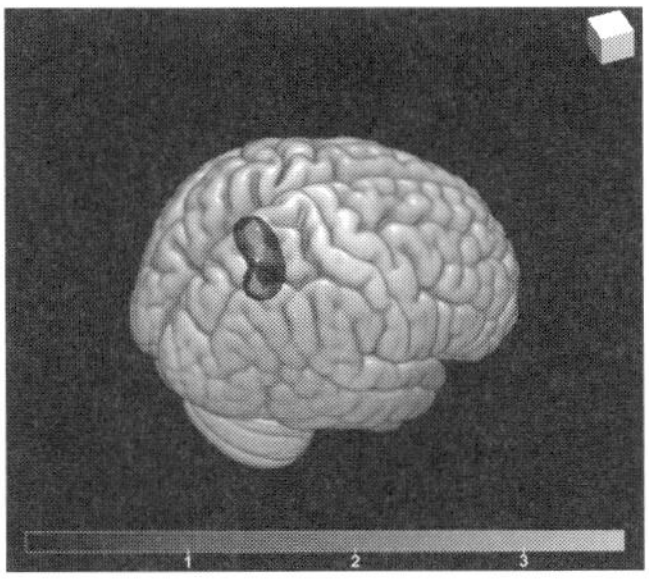

前頭葉のデルタ波の減弱

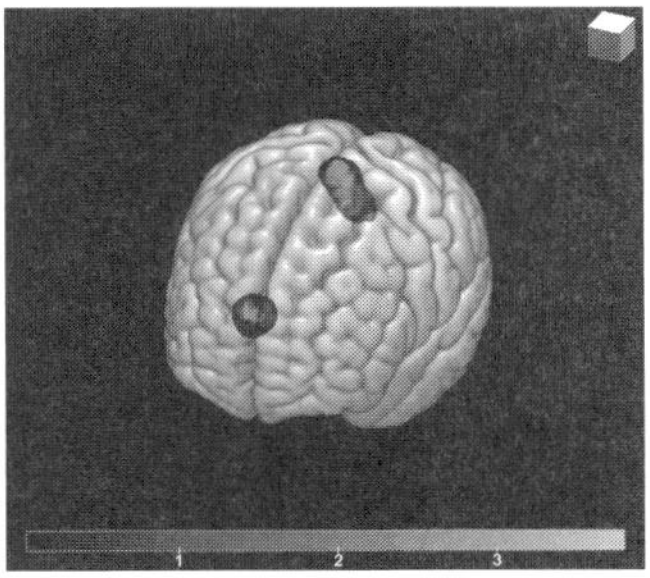

※黒い部分が平常時に比べて変化している部位

（提供）北斗病院

い状態となる。

さらに、覚醒度と反比例すると言われるデルタ波が減弱していた。これは覚醒度が高くなって「頭がクリアにスッキリする」ということを意味している。

すなわち、**サウナでは物理的にデジタルデトックスをしながら、効率よくマインドフルネス効果を得ることもできる**のだ。

少し前のページで「サウナに入ると味覚が研ぎ澄まされる」と書いたが、敏感になるのは実は味覚だけではない。サウナの後には「こんなところにこんなお店があったのか」とか「この曲はこんなに美しい旋律なんだ」とか「この人はこんなにイケてる人だったのか」といった具合に、自分の五感のセンサー感度がぐっと上がったような感覚になり、今まで見ていた／聞いていたのと同じものが、全く違った印象で捉えられたりする。しかも幸せを感じるホルモンが活性化されていることで、どちらかというと肯定的に捉えられるようになるのだ。

瞑想／マインドフルネスの場合には、主に呼吸をととのえることでこうした感覚に至ることを目指す。しかし、それにはある程度の訓練やテクニックが必要だ。人によって上手くいく／いかないの個人差というのも出てくるだろう。

しかしながら、サウナであれば必然的にひとりになることができるし、血行の促進や交感神経と副交感神経のスイッチングを通して、自然とこの境地に達することができるのだ。

フィンランドはもちろんヨーロッパ、ニューヨークなどでもこうしたサウナのメディテーション（瞑想）効果というのは重要視されており、デザインの洗練された、薄暗く落ち着いたサウナ空間がスタンダードなものとなっているが、日本にもこうしたマインドフルネス向きのサウナが増えている（都内なら新橋のオアシスサウナアスティルがそんなイメージだ）。

すなわち、**サウナは精神安定の拠り所であり、自分と向き合う時間をつくるためのきっかけであり、世界をもっと前向きに捉えるための魔法にもなり得るのだ。**

ソーシャル的効用①　心と身体の距離がゼロになる

バーで横並びになって飲んでいると、対面で向かい合っているときにはできないような本音の話をしてしまう。誰かとぱちぱちと音を立てるたき火を眺めていると、普段はしないような赤裸々な話をしてしまう。そんな経験はないだろうか。

サウナ室内での会話というのは、こうした会話の感覚に少し似ている。

一人でゆっくりサウナを嗜《たしな》むのも良いが、たまには誰かと一緒にサウナに行くのもいい。その他の場所でするのとはまた別の、新鮮なコミュニケーションがとれるからだ。

なぜサウナがこうしたコミュニケーション空間となり得るのかというと、「裸で入る密室の空間」という要素がやはり大きいだろう。

水着で入れる一部のサウナ施設を除いて、基本的にサウナに服を着たまま入ることは許されない。バスタオルやサウナパンツといった多少の逃げ場はあるにせよ、基本的には裸にならざるを得ないのだ。

人間の通常のコミュニケーションでは、まず相手の容姿や身なりから、目の前にいる人がどういう人なのかを無意識のうちに想像し、瞬時に判断している。

高級そうな衣服に身を包んでいれば「お金持ちで社会的にしっかりしていそうな人」という印象を持つし、逆にボロボロの身なりをしていたら「お金がないだけではなく何かヤバい、ちょっと危ない人なのかな？」という印象を持って自然と距離を取るかもしれない。

従って我々が、相手からそうした悪い印象を持たれないために、きちんとした衣服を着て身だしなみを整えたり、好きな異性にアピールするために少しばかり見栄を張るのは、ごくごく自然なことだろう。

しかしサウナの中ではそういうわけにはいかない。例えば、普段はかなり高級な衣服を身にまとっている社長の男性だって、一度サウナに入ってしまえば、すっぽんぽんのおじさんだ。いくら取り繕おうとしたって仕方が無い。

このようにしてサウナの中では、物理的にも文脈的にも自分を守っていた衣服という鎧が取り払われ、先入観や偏見を持たずにまっすぐ相手と向き合えるようになる。**サウナ室内では誰もが平等で、いきなり親密なコミュニケーションをとることが可能になるのだ。**


こうした感覚を知っている身からすると、サウナでのビジネスミーティングは究極の時短（時間短縮）になる。普通だったら何度も取引先の元に足を運んで相手の真意を徐々に探るところが、たった1回のサウナミーティングで相手の本音の一番近いところにたどり着ける、ということがあるからだ。

だから僕らは「初めて会う相手とまずサウナで出会う」ということも多い。サウナで裸の状態で出会って、サウナから出て服を着たときにもう一度会うと、「ああ、こういう感じの人だったの!?」と全く印象が変わって面白かったりもする。

日本ではこれまで、腹を割って話す場としては酒の席が重宝されてきた。

僕らも楽しく酒を飲むのは好きだし、仲良くなりたいなと想う人を誘うことはもちろんある。そして盛り上がってとても楽しいこともある。

しかし、誰かに寄り添いたいとき、仲良くなりたいときが、必ずしも盛り上がりたいときとは限らない。

落ち込んでいる仲間を勇気づけたい、励ましたい、などというときの酒は、しんみりしたりやけくそになったりで、その瞬間はまだいいとしても、翌日もバッチリ体に酒が残り、つらい思いをすることもある。

その点、サウナは健康的で、後に残るのは爽快感だけだ。

サウナに入って隣に座り、どちらからともなく思いついた話をしていると、それだけで心の距離は一足飛びにゼロになる。同じサウナで同じサウナストーブを見つめ、じゅーっと音をたてるロウリュの音に隣でじっと耳を傾ければ、一気に親しくなれるのだ。

ちなみに、ビジネスにおけるコミュニケーション空間としてサウナを積極的に活用したのが、ロシアという国だ。評論家の佐藤優氏の著書『知の教室　教養は最強の武器である』（文藝春秋）によれば、**ロシアの大統領だったエリツィン氏は大のサウナ好きで、サウナ外交を盛んに行っていた**という。

ロシアでは、真の信頼を得ると互いのプライベートサウナに呼ばれる。ウォッカで酔って一緒にサウナに入り、そこに置いてある白樺の枝で互いの身体を叩き合って親交を深める。

サウナに共に入るということは「丸腰の私はあなたを攻撃しません、あなたも私を攻撃しませんよね」という〝和平条約〟を結ぶことであり、裸と裸の対等な関係で強い絆をつくることであるのだ。

女性の社会参画にともなって少し下火にはなってきているものの、フィンランドでもビジネスの接待やミーティングの場所としてもサウナが利用されてきた。企業のオフィスのみならず国会議事堂や世界各国のフィンランド大使館にもサウナがあり、サウナで賓客がもてなされる（もちろん東京・南麻布にあるフィンランド大使館にもサウナがあり、イベントの際には一般来訪者に解放されることもある）。

また、重要な決断をするミーティングがサウナ室内で行われたり「ちょっと議論が煮詰まってきたな」という場面の気分転換としてサウナが利用されることもある。

もちろん、ビジネスの現場から女性を排除しようというつもりは全くないが、やはり同性間でのコミュニケーションには特別なものがあり、そのための空間としてもサウナは最適なのだ。

ソーシャル的効用② サードプレイスとしてのサウナ

日中は仕事が忙しく平日は基本的に職場と家の往復、休日は家に引きこもってダラダラしているうちにいつの間にか月曜日……、というビジネスパーソンも少なくないだろう。そのどちらもが最高にハッピーでいいことしかない場所ならば、その2ヶ所があるだけで十分幸せな人生を送れるはずだ。

しかし残念なことに、職場というのは、得てして良いことや楽しいことよりもっらいことの方が多い場所であるし、１００％ノンストレスという家庭を持つ人もそう多くはないのが実情だ（あるいは一人暮らしをしていて、楽ではあるけれど少し寂しいなと感じている人もいるだろう）。

「サードプレイス＝職場でも家でもない、第3の場所を持とう」という機運が高まっているのも、こうした現状を反映してのことだろう。そこにいけばホッとできる、そこに行けばリラックスできる場所として、カフェ、バーや居酒屋、図書館、公園、ジム、銭湯、海岸や川辺など。そういう場所が既にある、という人はそのサードプレイスをこれからも大事にしてほしい。

しかし、まだサードプレイスがなく、職場にも家庭にもどこか息苦しさを感じている、という人は、サウナをその候補にしてみるのはいかがだろうか。

なぜサウナがおすすめなのかについてはもはや言うまでもないだろう。

フィジカル的にもメンタル的にも良い効果をもたらし、疲れなければ二日酔いにもならないサウナは、もちろんサードプレイスとしても申し分ない。**たった１００**

0円ちょっとで心と身体のコンディションをととのえてくれる夢のような場所は、ビジネスパーソンにとって最も合理的なサードプレイスでもあるのだ。

ソーシャル的効用③　サウナでつながるコミュニティの輪

松尾が立ち上げたサウナーのための専門ブランド「TTNE」では、「Saunner」や「TTNE」というロゴの入ったアパレルグッズを中心に展開している（「TTNE」の語源は「ととのえ」である）。

こうしたロゴの入ったTシャツを着ていたり、PCにステッカーを貼っていると「サウナ好きなんですか？」とか「サウナーなんですか？」と、知り合いや見ず知らずの人から声をかけられることがある。

そうした問いに対する答えはもちろん「イエス」だし、その返事に続いて「ホームサウナ（最もよく通っている本拠地サウナ）はどこなんですか？」「あそこに新しいサウナができたんですよね」とサウナに関する情報を交換し合ったり、「今度一緒に行きますか」と、まるで食事や飲みに誘うような言葉が自然と発せられることもある。

こうして、突然、裸の付き合いが始まる。

いい年になった大人は、新しく友達を作る機会になかなか恵まれない。

仕事で知り合った人はたいてい「仕事仲間」だし、近所の人は「近所の人」、パパ友もママ友もやはりその域を出なくて、学校時代の友達のような、気の置けない仲間にめぐり会うチャンスはほとんどない。

しかし、サウナという共通項があれば、話は別だ。

これは、実のところ何についても言える話ではある。同じ店が行きつけだった、同じアイドルのファンだった、共通の友人がいたなど、「実は同じ」な共通点が見つかると、人は途端に親しみを覚えて急速に仲良くなる。

その中でもサウナは「ちょっとみんなに誤解されているけれど、実はすっごく良い奴」というポジションにある。だからこそ、そこに「実は同じ」な共通点が見出せたとき、一瞬で互いをわかり合えるのだ。

主張の方法には「Ｓａｕｎｎｅｒ」や「ＴＴＮＥ」グッズ以外にもある。

「最近、サウナ行ってるんだよね」とSNSで呟いてみたり「サウナ興味あったりする？」と思い切って聞いてみたりするのでもいい。
案外身近なところに、明日のサフレ（サウナ友達）がいるかもしれない。

その他の効用　モテる⁉

断言しよう、サウナを習慣にするとモテる。

「そんなバカな」と思われる方もいるかもしれないが、フィンランドには「女性が一番美しいのはサウナを出た後の一時間」ということわざもある。すっぴんの顔に、サウナに入って血行が良くなったことで「天然チーク」がのせられ、女性本来の自然な美しさが引き出されるのだ。

といっても、日本では「サウナから出たばかりのすっぴんの女性」に会う機会はめったにないので、男性からしたら「どんな感じなんだろう？」と気になるだろうし、美容や恋愛に悩む女性にとっては少し気になる言葉だろう。

まず美容の効果で言うと、サウナで汗をかくことが習慣化することにより、老廃物の排出や物質交換が進み、肌のコンディションが良い状態で保たれる。美肌効果だ。

しかし美肌効果だけで「サウナ＝モテる」と結論づけてしまうのはいささか乱暴というものだろう。

僕らはむしろ他のところに、より大きな理由があると思っている。

ここまで書いてきた通り、サウナに入ると体の調子が良くなり、メンタルも安定する。ストレスの要因が減るし、ちょっとしたことがあってもイライラしにくくなる。幸せを感じやすくなり、ポジティブな感覚は研ぎ澄まされる一方で、ネガティブな感覚には鈍感になっていく。

そうして自分がどう変化するのかというと、「余裕のある、良い人」に自然になれる。人としてととのって、魅力的な人間になれるのだ。

人はみんな他者から良く思われたり、好かれたりしたくて、自分の中では「ちょっと自分の意思にはそぐわないな」と思っても、つい良い人のフリを必死に演じてしまったりする。理想の自分と本当は心が狭くてケチな自分とのギャップに苦しんで、自己嫌悪に陥ったりすることもある。

しかしサウナに入って根っからの良い人になってしまえば、そんな風に無理に自分を良い人に見せようとする必要もなくなるし、自己嫌悪に苦しむこともなくなる。

そうして、段々と自分のことも肯定的に捉えられるようになり、自信もついてくる。自信がつくから、以前なら尻込みしていたようなことも「やってみようかな」と思えるようになるし、失敗しても「単に運が悪かっただけだな」と思える。上手くいけばますます自信がつく。ポジティブなフィードバックが続いて、どんどん魅力的な人間になり、結果的に異性からのモテにもつながる。

「いきなりそう上手くはいかないだろう」と思う人もいるだろう。

しかし、「自分に自信がない」「もともと暗い性格で……」という人たちにこそ、一度サウナを習慣にしてみてほしい。

もしかすると、今までとは全く違った自分に出会えるかもしれない。

注意点①　心臓疾患のある人や体調の悪い人は無理に入らない

万人のありとあらゆる体調不良や悩みに、サウナは効く。

そう断言したいところだが、サウナには入らない方が良い場合もある。

まず、心臓疾患を抱えている人、動脈瘤や静脈瘤など血管にコブが出来ている人にとって、サウナはリスクそのものだ。サウナが心臓疾患の予防に効果があることは既に書いた通りだが、既に疾患を患っている場合には、必ず医師に相談のうえ入浴するようにしてほしい。

医師から運動をセーブするように言われている人や血圧が高めの人も、念のため一度相談した方が良いだろう。どうしても入りたい場合には、いきなり熱いサウナやキンキンの水風呂に入るのではなく、低温のミストサウナやぬるめの水風呂など、緩やかな温冷交代浴から徐々に慣れていくのが良い。

また、お風呂の場合と同じだが、お酒を飲んだばかりの人もサウナには入らない方がいい。「お酒を飲みながらサウナに入ったら、気持ち良いし楽しいだろうなあ」という気持ちはとても理解できるが、アルコールと発汗によってダブルに脱水が進んでしまい、極めて危険だ。

もちろん室内にお酒が持ち込めるサウナはほとんどないと思われるが、夕食後にお酒を飲んでからサウナに入る場合にも十分気をつけてほしい。

軽い二日酔いや風邪のひき始めで「サウナ入りたいな」と思った場合には、十分に水分を摂ったうえで体調と相談しながら入るのが良いだろう。あくまで僕らの感覚だが、こういうときにサウナに入るとすっきりするというのは確かにある。

たまに「サウナは熱いから危険だ！」とか、「サウナ好きの有名人がサウナに入って倒れた！」といってサウナの危険性を主張する人がいたりもするが、温泉だってマラソンだって何だって、誤った方法で実践すれば必ず危険はある。いまさらその危険性を叫ぶ人などいないが、お風呂で亡くなる人は交通事故で亡くなる人の約4倍、年間1万7000人もいるのだ。

何であれ、**きちんと自分の体調と向き合い、持病や健康に不安のある人は専門家の意見をきちんと聞く、ということが大切である。**

注意点②「めまい＝ととのう」ではない！

サウナに入った後、あるいはサウナに入って水風呂に入り上がったときに、視界がぐらぐらするようなめまいを感じることがあるかもしれない。本書を読んで久しぶりにサウナに入った人からすると「これが『ととのう』っていうやつか？」と思う方もいるだろう。

しかしこのめまいは、急激な温度変化によって血圧が乱高下し、心臓や血管に疾患が起きている「ヒートショック現象」、あるいは脱水による熱中症の可能性がある。最悪の場合は命に関わる、非常に危険な状態である。

どのような人がヒートショック現象になりやすいかというと、血圧が高めな人や高齢者がかかる場合が多い。特に健康で「自分はまだまだ元気だから大丈夫」と思っている人ほど、無理をしてサウナや水風呂に入ってしまい、倒れるケースがあるようだ。

この症状を防ぐには、まず第一に、サウナに入る前や入浴中に十分な水分補給を行うのが重要であり、体調が悪いときに無理してサウナや水風呂に入るのは避けることだ。

「ととのう」とは休憩のときに感じる、心と身体が完全に解放された究極のリラックス状態のことだ。当然ものすごく気持ちいい。

従って、**身体が危険信号として発する「めまい」とは全く異なるものであることを忘れないでほしい。**

注意点③　依存症に注意

ランニングは身体に良い。有酸素運動で脂肪も落ちるし、走った後の爽快感は素晴らしく気持ちがいい。きっと読者の方の中にも、ランニングを趣味や習慣にしている人も多いだろう。

「ランナーズハイ」という言葉がある。長時間走り続けていると、筋肉には疲労が溜まり呼吸も苦しくなって段々とつらくなってくるが、その状況で走り続けていると、その苦しさを克服するためアドレナリンなどの脳内物質が分泌され、幸福感が感じられてくる現象のことだ。そして、本来は苦しいはずのその幸福を知ってしまうと、そして、それを再び感じたいと思うと、人は、雨が降ろうが雪が降ろうが、猛暑だろうが厳冬だろうが、膝やかかとが痛かろうが、走らずにはいられなくなる。

つまり、走ることに取り憑かれ、依存するようになってしまうのだ。

サウナに入っているときも、走っているときと同様、交感神経が支配的になりアドレナリンが放出される。

アドレナリンは常時ある程度蓄積されており、急に敵に襲われるなど、とっさに判断が必要なストレス負荷の高いときに分泌されて使われる。

しかし、もともとは危険に対して瞬時に反応するために分泌される物質であるため、交感神経が支配するストレス負荷の高い環境（サウナ入浴時やランニング時）にずっと居続けると、アドレナリンが放出され続け、やがては枯渇する。アドレナリンが枯渇すると、その原材料であるドーパミンが作られ続け、アドレナリンが作られる。ドーパミンはアドレナリンの材料であるとともに、脳を興奮させる快楽物質として知られており、人間に快楽を感じさせる。これが「ランナーズハイ」のときに身体の中で起きている現象の正体だ。

そして、このドーパミンが活性化した状況でさらに身体への負荷をかけ続けると、この快感に病みつきになり、依存症になってしまう。

いくらサウナが身体に良いとはいえ、水分も摂らず30分以上ずっと入り続けるのは明らかに危ないし、身体に対するそれ以上の良い効果もない。そもそも「短時間でととのうこと」がサウナのメリットであるから、そうやって長時間入ってしまっては本末転倒だ。

従って、**アドレナリンが枯渇する手前、交感神経の働きが最も高まった時点で、サウナから出るのがポイントだ。我慢し続けてはいけない。**

「我慢」「耐える」「つらい」「苦しい」、こういったキーワードが頭に浮かんだら、さくっとサウナを出て水風呂へ向かおう。

COLUMN

肌が感じるサウナの〝あまみ〟

温めた体を水風呂でシャキッとさせ、水風呂から上がると、肌がまだらに赤くなることがある。僕らサウナーはこの現象を「あまみ」と呼んでいる（もともとは富山県の方言がその由来となっているそうだ）。

最近この「あまみ」という現象について加藤医師に訊いてみたところ、これは医学用語的には「動静脈吻合《ふんごう》」という現象である、ということを教えて頂いたので、少しご紹介してみたい。

一般的に動脈と静脈は、毛細血管を通じてつながっている。しかしながら、手など体の一部では動脈と静脈が毛細血管を介さずに直接繋がっているところがあり、これを動静脈吻合という。動静脈吻合は素早く周囲の温度変化に対応するための機能である。毛細血管では多数の細い血管に分かれてゆっくり血液を流すことで、細胞に触れる面積や時間を増やし、組織内体の機能を維持するための物質を効率よく

COLUMN

供給することができるのだが、サウナのような急激な温度変化には対応できない。

一方、動静脈吻合には動脈と静脈がつながるところに交感神経によってコントロールされる〝バルブ〟が付いており、素早く温度変化に対応できるようになっている。

さて、サウナに入ると体温が上がり、その熱を冷まそうと体の表面の血流量が増える。体の中心部に近いところにある血管から、皮膚の表面に近い血管まで、バルブも毛細血管もフルオープンで、内部↓表面へ向かって血液が流れる。このとき、顔や体の外から見えるところが、急激に赤くなる。

そこからおもむろに水風呂に入ると、体の表面は急激に冷たくなり、表面の毛細血管はぎゅっと閉じる。そして水風呂からあがって外気浴を行うと、クイックにバルブが開いて血液が流れて赤くなり、スローに反応する毛細血管はまだ閉じたままなので血液が流れず白いまま。この、クイックなバルブがある所とない所の不揃いな足並みが、赤白のまだら、すなわち「あまみ」として目に見える。

すなわち「あまみ」が見られるのは、体がサウナと水風呂にしっかり交感神経が反応している良いサウナ浴の証拠なのだ。

まとめ
01 サウナの効用

〈フィジカル的効用〉
・血管や心臓を鍛える効果が得られる
・短時間で気分をリフレッシュし、爽快感が得られる
・血行が促進され、疲労が回復する
・睡眠の質が高まる、ぐっすり眠れる
・ご飯が美味しくなる、感覚が研ぎ澄まされる
・免疫力が上がり、風邪を引きにくくなる
・心臓病やアルツハイマー病などの健康リスクが大幅に下がる

〈メンタル的効用〉
・自律神経が鍛えられ、メンタルが安定する
・幸福感を感じやすくなる、イライラしにくくなる
・自分に意識を向ける、マインドフルネスの効果が得られる

〈ソーシャル的効用〉
・一緒にサウナに入ることで一気に仲良くなれる、関係を築きやすくなる
・心が安らぐサードプレイスとして機能する
・サウナを通じた新しいコミュニティができる

まとめ

02 サウナの注意点

- こまめに十分な水分補給を行う
- 血圧の高い人、心臓疾患を抱えている人、運動を制限されている人、健康上の不安のある人は必ず医師に相談のうえ入浴する
- 我慢しない、「つらい」「気持ち悪い」と感じたらすぐに出る
- 体調の悪いときに無理に入らない
- お酒を飲んだ後や、飲みながら入浴しない
- 長時間連続して入らないようにする

最大の
効果を得る、
サウナ入門

第 3 章

サウナには入り方がある

第2章で書いた通り、多岐にわたるサウナの効用は素晴らしく、いいことずくめである。

しかしながら、サウナに対して「苦手」「嫌い」という意識を持っている人は多いし、サウナに入ったことはあるけれど、「熱い」ということ以外に特に何にも感じなかった、という人もいるだろう。

しかしそれは「そういう人にはサウナは向いていなかった」「縁がなかった」ということではなく、より効果的で、より気持ちよさを感じることのできるサウナの入り方を知らなかった、というだけのことなのだろうと思う。

そこで本章では、僕たちがおすすめする、最も効果的で気持ちのいいサウナの入り方について、ご紹介していこう。

「サウナ↓水風呂↓外気浴」でワンセット

僕らが「サウナに入る」というとき、もちろん狭義には「サウナ室に入る」ということを指すのだが、基本的には「サウナ室に入り、その後水風呂に入り、その後外気浴をする、というサイクルを何度か繰り返すこと」を指す。

つまり、サウナには、それに連なる水風呂と外気浴がセットになっているというのが、まずベースとなる考え方だ。

むしろ外気浴、すなわち休憩の時間を味わい尽くすためにサウナと水風呂があるといっても過言ではない。

フィンランドに行った際に「**フィンランド人は寒い冬に外気浴を楽しむためにサウナに入り、冷たいシャワーまたは湖に入るのだ**」という話を聞いて、「やはり外気浴がメインだったのだ」と、とても納得がいった。

従って、サウナに入ったのに水風呂に入らない、水風呂に入ったらさっさと帰ってしまうというのでは、なんのためにサウナに入るのかわからない。あまり時間がないときは、水風呂や外気浴をスキップするのではなく、「サウナ→水風呂→外気浴」のサイクルの回数を減らすのがおすすめだ。

サウナに入るとは、「サウナ→水風呂→外気浴のセットを最低1度は経験する」ということ。

そうと決まると、自ずと良いサウナとはどういうものかという答えも見えてくる。まずは、サウナ、水風呂、外気浴のそれぞれの環境がほどよく整っていることだ。いくらサウナが良くても水風呂がないとすっきりしにくい。逆にサウナや水風呂がやや平凡でも、静かで眺めの良い外気浴スペースがあれば高ポイントだ。

もちろんすべての要素が完璧というサウナは多くはないが、少しずつ水風呂や外気浴スペースに力を入れる温浴施設も増えている。

また、ちょっとサウナがドライであったり、水風呂がないサウナ施設において、いかに「ととのう」術を見出すかという探求も、僕らサウナーの醍醐味でもある。

それぞれの施設の特徴をとらえ、最大限サウナを楽しむための方法を模索する。それはさながら、どんな食材でも美味しく調理してしまう天才料理人になったかのような試みであるのだ。

それから、サウナから水風呂、水風呂から外気浴への遷移が、スムーズにできることも重要だ。

サウナと水風呂が離れていたり、外気浴に適した場所がなかったり、あったとしても混んでいて座れる椅子がなかったりしては、せっかくの効果も半減してしまう。

最近はサウナが人気になってきたことにより、混んでいるサウナも増えてきてしまったけれど、空いている穴場のサウナや時間帯を見つけて、ゆったり落ち着けるサウナを見つけることができればベストだろう。

では、それぞれの場所で何分ぐらい過ごし、何セットやればいいのかというと、あえて「このように入ってください」とは指定せず、それぞれの人の好みや体調に合わせて、最も気持ちいいところで入ってほしいと思う。

「こうやって入らなければいけない」という観念に囚われ、無理してサウナに入ることが一番もったいなく、また危険なことでもあるからだ。

ただしご参考までに僕らの時間配分をお伝えすると、サウナ4：水風呂1：外気浴5くらいの割合だ。この時間配分からも、サウナのメインはやはり外気浴である、ということがおわかり頂けると思う。

では、サウナは何分間入ればいいのかというと、それはストレスを感じる一歩手前のところまでだ。

第2章でも述べた通り、交感神経のはたらきが十分高まってからは、それ以上無理して入り続けても効果はなく、むしろ依存性が出るリスクも高まってしまう。「苦しいな」「熱いな」「つらいな」とストレスを感じ始めたらさっさと出てしまった方が良い。

何分入るべきかきっちりさせたい人や、健康上の不安がある場合には、心拍数に従うのが良いだろう。サウナに入るとだいたい心拍数が平常時の2倍くらいにまであがる（論文「サウナ入浴法の検討」によれば、それまでの時間の平均は8〜9分程度であるという）ので、そうなったタイミングで水風呂に移動しよう。

サウナでの時間の過ごし方

ちなみにサウナ室内では上に行けば行くほど室温が高く、床に近い方が低い。従って、まだサウナにあまり慣れていないという方は、下の方の段から入り始めるのが良いだろう。「まだサウナを出るほどではないけど、ちょっと苦しくなってきたな」と思ったら下段に座ることで熱を緩和することもできるし、時短したければ上段で一気に温まる、という使い方もできる。

また、サウナ室内の場所によっても温度は異なる。サウナストーブの近くと壁際は蒸気が対流するため体感温度が高くなり、逆に真ん中のあたりは少しだけマイルドな感じになる。慣れてくると、サーモグラフィのようにだいたいどのあたりがどのくらいの温度かがわかるようになってくるのだが、最初のうちは少しずつ移動しながら最も快適なポジションを探してみよう。

自分のペースを保つには、適度な水分補給も欠かせない。

汗をかいた分水分は失われるので、水分を摂らないまま無理してサウナに入っているとと脱水症状になってしまうこともある。ペットボトルの持ち込みが可能な場合は持ち込んで水を飲みながら、そうでない場合は休憩のタイミングで、こまめに水分を摂ることを心がけよう。

サウナ室内のテレビにも少し注意が必要だ。

退屈しのぎにはもってこいなのだが「答えはCMの後で」などと言われると、熱くてもついつい我慢してその先まで観てしまったりする。しかしながら、サウナを「大事だけれど普段後回しにしがちなことを考える場」「外界の情報をシャットアウトする空間」ととらえると、テレビが雑念そのものになることもある。何か考え事に集中したいときやひとりになりたいときは、テレビのないサウナを選ぶと良いだろう。

はじめてのロウリュ

ロウリュのできるサウナはまだ多くはないのだが、一度はこのサウナの魂・ロウリュというものを経験してほしいと思う（都内にも何箇所かロウリュのできるサウナはあり、そのうちのいくつかは巻末のサウナリストにピックアップさせて頂いた）。

「ロウリュ」とは、ストーブで熱せられたサウナストーンに水をかけて蒸気を発生させることを指す。ロウリュを行うと一気に室内の湿度があがり、体感温度も高くなる。

やり方としては、ストーブの近くにバケツに入った水と柄杓《ひしゃく》が置いてあるので、そこから水をすくって石にかけるだけである。シンプルだ。

ただし、公共のサウナ施設で室内に他のお客さんがいる場合には、「ロウリュして良いですか？」と一言断るのが無難だろう。

また、注意点としては、一気に水をかけすぎると急激に湿度があがって熱く感じてしまうこと、ストーブの真上に顔を出していると、立ち上る蒸気でやけどをする危険性があることだ。かけたそばから水が蒸発していくサウナストーンは、いくら眺めていても飽きないが、うっかり覗き込まないように注意しよう。

ちなみにフィンランドでは、みんなロウリュに慣れていて上手いので、かなり遠くの方からバシャッと投げるように水をかける。

しかし投げてロウリュできるようになるにはかなりの修業が必要だし、そもそも蒸気を発生させることが目的なので、はじめのうちは静かに少しずつ水をかけてロウリュし、「じゅーっ」というあの心癒される音を楽しんでほしい。

アウフグースサービスを楽しむ

また、サウナ施設の中には「アウフグース」というサービスを行っているところもあり、こちらも一度は経験してみてほしい。

アウフグースとはドイツ語で「コーヒーなどを沸かせる」という意味で、熱波師と呼ばれるスタッフがサウナ室内でタオルなどをあおぎ、サウナの中にいる人に対して熱風を送るサービスのことだ。

施設によってはこの「アウフグース」のことを「ロウリュ」と呼ぶ場合もある。アウフグースによってサウナ室内で風を送られると、蒸気を含んだ熱がダイレクトに身体にあたり、一気に発汗が進む。上手い／下手はもちろん、熱波師にもそれぞれ個性があって、各施設に名物熱波師がいたりもする。

数々の有名熱波師を輩出してきた札幌のニコーリフレでは、「1、2、サウナー！」という独特の掛け声とともにアウフグースが行われ、熱波師とお客さんの間で熱い絆を垣間見ることができる。まさにサウナでコミュニティが生まれる瞬間を体験できる、おすすめのエンターテインメントだ。

ただ、少々言いにくいことではあるが、サウナブームにともなってアウフグースサービスを行う施設が増えてきた一方で、下手な熱波師や「自分の熱波にお客さんがどこまで耐えられるか？」を追求しているような、〝勘違い熱波師〟も出てきたように思う。

アウフグースでは他者に対して熱い風を送るため、正しいサウナの知識や医学的な知識も必要であり、熱波師は海外では国家資格が必要なくらいの仕事だが、日本ではきちんとした制度がなく、完全に野放しな状態となっている。やけどの危険性もあり、いつか事故が起きるのではと冷や冷やしていたりもする。

サウナと同じだが、我慢は良くないしケガにもつながりかねないので、「熱い」「耐えられない」と思ったら迷わず外に出て水風呂に行こう。そういうときはあなたではなく、熱波師の方に問題がある可能性だってあるのだ。

温度の羽衣をまとう

さて、サウナで十分温まったら、今度は水風呂に入ろう。

水風呂もまた、サウナと並んで苦手な人が多い。試しに足の先を少しつけてみたところで、「冷たっ!」となって入らない人も多いだろう。

しかしながら、一度だまされたと思って、少しずつ身体を慣れさせ、肩まで水風呂に浸かって（施設的に許されるなら、頭まで潜って）みてほしい。そうしてじっとしていると、肌の近くがじんわり温かくなってくることが感じられるはずだ。

この感覚はサウナーの間で「温度の羽衣」と呼ばれている。天女がまとっているストールのようなあの薄い布が、身体の表面にまとわりつくイメージだ。

これは36℃以上ある自分の皮膚の表面温度（サウナに入った後には40℃近くにもなる）と、17℃ほどの水の間に、その中間の温度帯の水の層ができるという現象のことだ。

この「羽衣」の存在によって、あれだけ「冷たい」と思っていた水風呂の水が、「冷たくて気持ちいいな」と感じられるようになるのである。

この「羽衣」にあたる水の層ができるまでには、30秒～1分くらいはかかる。従って「水風呂が苦手だな」という人も、1分くらいは入ってみてほしいと思う。

しかしながら、この「羽衣」、そのイメージの通りに非常に繊細で破けやすい。

誰かがばしゃばしゃと水風呂に入ってくると、たちまち「羽衣」は破けて破壊されてしまい、水風呂本来の水温がダイレクトに肌に伝わってきて、急に水風呂が冷たくなる。こればっかりは他人のことなのでどうしようもないのだが、最初のうちはなるべくひとりで落ち着いて入れるような水風呂だと良いだろう。

また、浴槽の底から空気が噴き出すバイブラ仕様の水風呂では、同様に「羽衣」をまとうことができないので体感温度は低くなる。この冷たい感じがまたクセになるのだが、こちらは少し上級者仕様といえるだろう。


ちなみに水風呂への滞在時間も、きっちり何分なんて決めなくて良いのだけれども、サウナ滞在時間の3〜4分の1、1〜5分程度がだいたいの目安だ。

もちろん好みにもよるし、プールのようにぬるめの水温であれば、少しのんびり浸かっていても構わない。ただ、10℃などの水風呂にあんまり長く浸かっていると低体温症になる恐れもある。遭難時などの目安として救急隊などが用いる例によれば、冬の5度の水温の川に落ちてしまうと、わずか10分ほどで低体温症で死んでしまうリスクがあるという。

従って、手足の先がしびれてきたりしたら、迷わず上がって休憩しよう。


もし心拍計を使うならば、だいたい平常時の脈拍より20ほど下がったところで

（平常時の脈拍が60くらいの人であれば40くらいになったら）一度水風呂をあがる目安にしよう。

水風呂には浸からずに浮く

また、もしも水風呂ではなくプールであったり（錦糸町のニューウイングやアクア東中野にはプールがあって、泳ぐことができる）髪をつけて潜ることが許されている水風呂の場合には、ぜひ仰向けになってぷかぷか浮いてみる浮遊浴を試してもらいたい。

お湯であれ水であれ、お風呂に浸かると全身に水圧がかかる。それはマッサージ効果になるのだが、一方で身体の負担にもなる。しかし、仰向けになって浮いているとそうした水圧の負担が減り、ただひたすら脱力できるのでおすすめなのだ。日々身体にかかり続ける重力から解放されるこの瞬間、体験すれば病みつきになる人もきっと多いはずである。

また、飛行機に乗った後に身体に感じる負担も、サウナに入って水風呂に浮くととても楽になって、時差ボケのときにも効果的な感じがする。

水風呂が冷たすぎるときの裏ワザ

「サウナ↓水風呂↓外気浴」のサイクルを楽しむうえで、やはり水風呂は欠かせない。しかしながら、施設の水風呂が冷たすぎてどうしても入れない、ということもあるだろう。

そこで、水風呂が冷たく感じるときに体感温度を上げ、入りやすくするためのコツをお教えしよう。

水から両手を出すのである。ちょうど手のひらをあわせて胸の前で合掌するようなイメージだ。

実は足の先や手の指先は、体の中で一番冷たさを敏感に感じる場所であり、18℃の水風呂も、指先では実際の水温よりも冷たく、16℃ぐらいに感じてしまう。

従って、逆に手を水から出してあげることで、体感温度を2℃くらい上げることができ、冷たい水風呂にも入りやすくなるのだ。

水風呂が冷たすぎて入るのを諦めそうになったときは、一度この方法を試してみてほしい。

良い水風呂の条件とは？

サウナのメインディッシュが外気浴であるということは先ほど述べた通りだが、サウナーの中には水風呂をメインの楽しみにしている人も割と多い。そういう人たちのことを僕らは「**水風呂原理主義者**」と呼んだりもする。本当にサウナの世界は奥深く、楽しみ方が多様化していることの象徴ともいえよう。

もちろん僕らも水風呂は大好きで、水風呂に入ると軟水か硬水か、何℃くらいの水温なのかはだいたいわかってしまう。「この水風呂は超軟水だな」とか「こっちはキリッとドライ系だ」などと、さながら水風呂ソムリエのような感じである。

さて、水風呂を構成する要素は水質・水温・広さと深さだ。

やはり水質は重要で、静岡のサウナしきじのようなクオリティの高いクリアな水風呂には、もはやよだれが出てくる。

水温についてはコラムでも述べているが、16・5℃くらいが最適だと思っている。ただ、本田のようにシングル（1桁台）の水温を好むような人もいて、そういう人たちのためにより冷たい水風呂を用意しているような、ウェルビー福岡のような施設もある。

そして、リラックスするための空間としては広さと深さが大きなポイントだ。水温や水質のクオリティが多少下がっても、プール式の泳げる水風呂や、フィンランド式に川や湖に飛び込んで浮かぶのは最高に気持ちいい。

水風呂の好みも人それぞれ。「サウナが好きになってきたな」と思ったら、次は水風呂も色々と研究してみてほしい。

外気浴は心ゆくまで楽しむ

水風呂から上がったら、アズ・スーン・アズ・ポッシブル、すなわちなるべく最速で、外気浴に突入する。

外気浴とはイスに座ってぼーっとする休憩の時間だ。露天風呂の脇にあるような屋外の休憩スペースでも良いし、そういった場所がなければ（あるいは真冬などで外は寒すぎるときなどは）脱衣所や屋内のどこか座れるスペースでも良い。ちなみにこうした休憩用のイスは、サウナ用語では「ととのい椅子」と呼ばれている。

先ほども書いたように、**外気浴こそがサウナのメインだ。サウナで熱い思いをしてきたのも、水風呂で冷たい思いをしてきたのも、すべてはこの外気浴のためである。**

この外気浴の間に交感神経優位になっている身体が副交感神経優位へとスイッチし、サウナの目的である「ととのう」という状態に導かれるのだ。

従って、この水風呂→外気浴の移動の際にも、動線が重要になってくる。特に水風呂からあがってからの2〜3分間程度というのは、交感神経優位によって血中に分泌されていたアドレナリンが残りながら副交感神経が優位になり「すごくリラックスしているけれど覚醒している」という不思議な状態に、一時的になる。まさにトランス状態のような独特の気持ち良さのある状態なので、ぜひ水風呂→外気浴スペースへの動線の良い施設で一度この感覚を捕まえてみてほしい。

一度浴室から出て外気浴を行う場合には、身体を拭いてからになると思うのだが、このとき身体を拭く際には、乾いたタオルより固く絞った濡れたタオルがおすすめだ。乾いたタオルで拭いてしまうとまたダラダラと汗が出てきてしまって、気持ち良くととのうことができないためである。濡れたタオルで身体を拭くと、肌にほどよく水分が残り、涼しく快適に休憩することができる。

そうして「ととのい椅子」に目を閉じて座っていると、産毛の一本一本がぴんっ、ぴんっと立って行くような感覚があり、そこにさわやかなそよ風が吹くと最高に気持ちいい。**ちなみに松尾はこれを「地球の愛撫を感じる」と表現する。**

水風呂から出て、すぐに快適なところで外気浴し、ととのっていると「気持ちいい～」と、つい声に出てしまう。なかなか同性同士で（それも裸で）「気持ちいいなぁ」「気持ちいいねぇ」などと言葉を交わす機会なんてないから、なんだかくすぐったい気もする。

外気浴の時間は心おきなく、もう一回サウナに入りたいと思うまでできるだけ長くとって、しっかりととのってほしい。「今日は3セット入らなきゃ」と休み切れていないまま次のサイクルに入っていってしまっては、それこそ本末転倒だ。

何度も繰り返すが、サウナとは結局のところ「気持ち良さ」を追求するために入っている。

普段は仕事も筋トレもストイックにこなすという読者の方も、この外気浴のときだけは自分の「気持ちいい」という感覚に身を任せ、思いっきり自分を甘やかしてあげてほしい。

フィニッシュのおすすめは水シャワー

サウナ↓水風呂↓外気浴。

これはあくまで基本のセット、サウナは苦しくて嫌だと思っていた人に、まずはトライしてもらいたいサイクルだ。我慢してサウナに何十分も入ろうとするよりも、この基本セットを何度か繰り返す方が、身体も楽だし気分もいい。

しかしある程度サウナに慣れてきて自分のペースがわかったら、当然、多少のアレンジも楽しんでもらいたい。

「最終セットに入る前に頭や身体を洗う」などと決めてもいいし、お風呂が好きな人は間にお風呂を挟んでも良いだろう。先に湯船に浸かってからサウナに入ることを「下茹《したゆ》でしてからサウナに入る」なんて言う人もいる。

サウナとは「自由」の象徴だ。自分の本能、欲望のままに、好きなように楽しんでほしい。

ただ、最後の外気浴に入るときのフィニッシュの迎え方についてはひとつ提案がある。最後の水風呂からあがったら、水シャワーで〆るのだ。

「他の人も入った水風呂の水のままあがるのはちょっと……」というやや潔癖気味の人も、水シャワーならすっきりできるし、潜るのは禁止という水風呂の場合は、ここで初めてきちんと頭や顔のまわりを冷やすことができるからだ。

そうして固く絞った濡れタオルで身体の水分を拭き取ったら、最後の外気浴をまた好きなだけ堪能し、バスタオルで拭かなくても良いくらい身体が乾いてから、身支度をととのえる。ここで敏感な肌の上に着るTシャツが、これまた気持ちいい。

そしてととのった心と身体で颯爽と町を歩くと、来たときと同じ道もまるで別の景色のように感じられるに違いない。

セット数は１〜３セット程度

サウナ→水風呂→外気浴→サウナ→水風呂→外気浴……。

セット数を積めば積むほど、一旦ととのうまでの時間が短くなっていくし、ととのいの精度は段々と上がっていく。

しかし、だからといって複数セットをこなすことがノルマではないし、「何セット繰り返すべきだ」というルールもない。僕らは普段、だいたい3セットくらい入ることが多いが、時間がないときや気分を短時間でリフレッシュしたいというときには1セット、30分で出ることもある。

睡眠に対する効果の部分でも書いた通り、セット数を重ねれば重ねるほどリフレッシュではなくリラックスの効果が高くなるので、時間帯やその日の体調、サウナ後の予定に合わせて繰り返してみてほしい。

ベストな時間帯は?

サウナはいつ入っても僕らをしっかりととのえてくれるので、ととのいたければいつ入ってもいい。毎日入れるなら毎日入るのが理想だが、週末しか入れないなら週末だけでもいいし、もちろん僕らみたいに1日に何度も入ったっていい。

しかしサウナ初心者からすれば、どういった時間帯に入るのが効果的なのか、という疑問は当然あがってくるだろう。


まずビジネスパーソンにおすすめで、実際にエグゼクティブ層で入っている人が多い時間帯は朝だ。通称「朝ウナ」である。

やはり忙しい現代人にとって、何かまとまった時間を毎日取ろうと思ったときには朝が最適だ。特に、朝ジムでトレーニングを行ってから、ジムのサウナで汗を流しスッキリするという人が多い。

朝、サウナに入ってシャワーを浴びると、とにかくスッキリして、その後の仕事の集中力もぐんと上がる。アクセルを踏み込むようにスタートダッシュを切って、素晴らしい1日を始めることができる。

また、朝はそもそもあまり時間もないのでさくっと1セットくらいで入る人が多いが、何セットも繰り返してゆっくり入るのはあまりおすすめしない。朝から何度も入ると身体が疲れてしまうし、副交感神経が優位になってしまい、眠くなってしまうからだ。

そして最もおすすめの時間帯は、夕方〜7時くらいの「夕食前サウナ」である。第2章で書いた通り、サウナに入ると、その後に食べるご飯が美味しくなるからだ。

1日の疲れも溜まってきて汗もかいている時間なので、ここらで一度身体をいたわってあげるのにもちょうどいい。

この時間帯のサウナは、朝とは逆に少しゆっくり、複数セットにわたって入ってあげると、副交感神経優位になり夜の安眠効果が高くなる。

ついつい「ととのったので仕事するぞ！」としてしまうと、逆に覚醒して眠りにくくなってしまうため、サウナに入って美味しいものを食べたら、あまり夜更かしせずにコテッと寝てしまうのがベストだ。

またサウナーの中には、昼休みの時間やちょっと空いた時間を利用してすかさずサウナに入りにいく猛者もいる。

どんなに勤労意欲の高い人だって、1日8時間（残業がある日はそれ以上）、ずっと集中して働き続けるのは至難の業だ。であれば、集中力が落ちてきた午後の時間帯にサクッとサウナに行ってリフレッシュし、午後の仕事の生産性を高めることは極めて合理的だといえるだろう。

忙しい我々にとってサウナに入る時間をつくるのもなかなか難しいことかもしれないが、一度頑張って習慣にしてもらえれば、きっとその良さがわかってもらえるはずだ。ぜひ自分のライフスタイルに合わせて、サウナに入る時間をとってみてほしい。

サウナーのソウルドリンク「オロポ」

サウナに入ると汗をかく。サウナに入った後に体重計に乗ると400〜500gくらい体重が減っていることもあるが、それだけ汗をかいて身体から水分が抜けているということだ。

従って、サウナに入るときの水分補給はものすごく重要である。水分が足りない状態でサウナに入ってしまうと、脱水症状によって倒れたり、意識を失うこともあるので、サウナに入るときには常に水分補給を心がけよう、というのはここまで何度かお伝えしてきた通りであるが、それでは一体、何を飲めば良いのか。


もちろん最もオーソドックスなのは普通の水で、気の利いた施設なら脱衣所などのすぐ飲める場所にウォーターサーバーなどを用意してくれているところもある。

それ以外でサウナーたちに大人気のドリンクといえば「オロポ」だ。

オロナミンCとポカリスエットを混ぜた飲み物のことで、発汗によって失ったイオンを手軽に補給することができる。西麻布の老舗サウナ、ａｄａｍ・ｅｖｅがその発祥だと言われている。

もしサウナ施設で「オロポ」を見かけることがあったら、ぜひ一度試してみてほしい。この味にハマり、「この1杯のオロポのためにサウナに入っていたのでは……？」などと思い始めたら、いよいよあなたもこちらの世界の住人だ。

自分だけのホームサウナを見つけよう

ここまでサウナの楽しみ方について色々と書いてきた。

しかし、これらはあくまで最もベーシックなおすすめの形であって、基本的には個人の好きなように入ってもらえれば良いと思う。

そしてそれは、サウナ施設についても同様だ。参考までに、僕らのおすすめサウナについて巻末にまとめさせて頂いたが、もちろんこれら以外にも良い銭湯やサウナ施設はたくさんあるし、個人の好みによって良いサウナも異なってくる。

そこでぜひ、自分のホームサウナ（自分の本拠地となるサウナ）を見つけてほしい。サウナ、水風呂、外気浴スペース、営業時間や所在地などの諸条件も含めて、自分にとって最もしっくりくるサウナを探すのだ。

もちろん、数あるサウナ施設の中からそんなサウナを見つけるのは、簡単なことではないかもしれないが、そこにたどり着いた暁には、そこがあなただけのサードプレイス、心落ち着ける至幸の空間となるはずだ。

COLUMN

僕らが16・5℃の水風呂に恍惚としてしまう理由

水風呂の温度は何℃がベストなのか。

サウナーならこのテーマで何時間も語れてしまうのではないだろうか。

プールくらいのぬるめが好きな人もいるし、キンキンに冷えていなくてはならないと主張する人もいる。

もちろん「人によって好みはそれぞれだ」と言ってしまえばそれまでだが、最も一般的には16・5℃くらいがベストの水温なのではないかと体感的に感じていた。

これまでは、それに対して「なぜ？」と聞かれても「気持ちいいから」としか答えられていなかったのだけれど、最近この「16・5℃が気持ちいいと感じる理由」の僕らなりの仮説が見えてきた。

人間には特に敏感に感じる温度のセンサーというのがいくつかある。サウナ室の

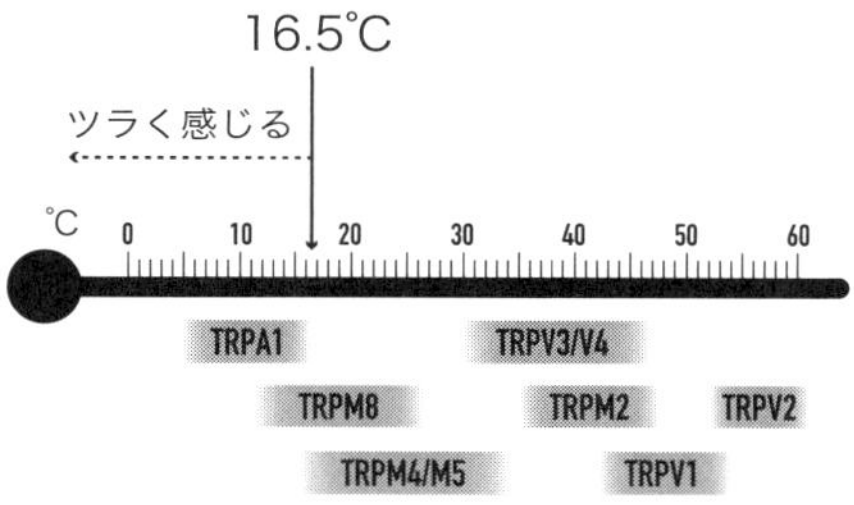

受容体	活性化温度閾値
TRPV1	43℃＜
TRPV2	52℃＜
TRPV3	32-39℃＜
TRPV4	27-35℃＜
TRPM4 TRPM5	warm
TRPM2	36℃＜
TRPM8	＜25-28℃
TRPA1	＜17℃

気持ちいい
水風呂の温度帯

（出典）富永真琴「知覚センサー TRPチャネル」、「温度受容のしくみ」より著者作成

80℃と90℃、寒い地域の0℃とマイナス10℃だとあまり変わらないけれど、気温の25℃と35℃では同じ10℃の差でも全然違うといった具合に、1℃あたりの違いを大きく感じる温度帯もあれば、あまり感じない温度帯もあるのだ。

そしてこれらの温度センサーは生命活動の危機判断に用いられるため、そうした境目にある温度センサーは特に敏感だ。43℃、つまり「熱がこれ以上上がるとヤバい」となった場合や反応するセンサー、36℃、平熱以下になった場合に冷えてきたことを感知するセンサーなど、人体に警報を発すべき数値に達したときに、それまでは沈黙していたセンサーが反応するのだ。

実は16・5℃という温度も実はまさにこの境目にある温度帯だ。加藤医師によると、これは医学的にはTRPA1と呼ばれる温度帯で、16・5℃の水風呂は、それまでずっと眠っていたこのTRPA1を叩き起こす。それによって身体は、生命の危機と気持ち良さのギリギリの境界の温度を感じ、それが僕らを恍惚感へといざなう。

水温が1桁台などのもっと冷たい水風呂に入ると、冷たいと言うよりもはや痛いと感じる。それはそれでまた魅力のある水風呂だが、長時間入っているのは不可能だろう（ずっと入っていられるとしたら、温度センサーが壊れて麻痺していることになる）。

僕らが普段何気なく体感していることにも、意外にそれらしい根拠があったりするのである。

COLUMN

サウナと香りとレモンサワー

サウナを楽しむうえで意外と重要な役割を果たしているのが香り／アロマだ。ロウリュに使用するアロマ水、サウナ室の木の壁、フィンランドで使用されるヴィヒタ（白樺の葉の束）。もしかしたら汗のイメージが強いかもしれないが、サウナは良い香りで溢れている。

香りには大きく分けて2種類がある。交感神経を活性化する香りと、副交感神経を活性化する香りだ。前者はレモンやライムなどの柑橘系やメントールなどの清涼感のある香り、後者はラベンダーやローズマリー、各種の木の香りで、寝室にアロマを焚く場合は、こうしたリラックス系の香りを選んだ方がいい。

では、サウナではどうなのか。

COLUMN

サウナ室内に入ると、森のような、ウイスキーの古樽のような、木のいい香りがすることがある。これらはリラックス系の香りで、副交感神経が刺激される。

しかし段々と熱くなってくると、身体は交感神経支配に傾き、副交感神経を刺激する香りと拮抗して、最初はいいなと感じられていたウッディな香りがちょっと邪魔に感じられてきたりもする。香りと自律神経の作用を、体感している瞬間ということだ。

さて、話は変わってサウナの後には、冷たくてシュワシュワしたものが飲みたくなる。確かに喉は渇いているし、身体も火照っているし、炭酸やアルコールの入った飲み物を身体が求めるのは致し方ない。

しかし、炭酸やアルコールの入った飲料には選択肢が多い。ビール、シャンパン、ハイボール、コークハイ、レモンサワーに緑茶ハイ。ではこれらの中から何がサウナ後にぴったりかというと、体感的にはレモンサワーが一番美味しいなと思っていた。

以前その話を加藤医師に話したところ「レモンサワーはレモンも炭酸も交感神経を刺激する要素で構成されていて、それは交感神経優位なサウナ室内での記憶を、追体験しているんじゃないか」と言っていた。わかるようなわからないような話だが、やっぱりサウナの後はレモンサワーだ。

ビール党の人には、コロナやオリオンビール、シンハーなど、暑い地域のビールがやはり合うだろう。ライムを搾ればレモンと同じように交感神経が刺激できる。

何が言いたいのかというと、やっぱりサウナ後の酒は旨い。

まとめ

03 サウナの入り方

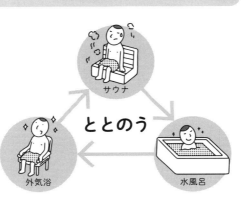

- 基本のサイクルは「サウナ→水風呂→外気浴」。
- セット数は1～3セット程度。リフレッシュして活動したいときは少なめ、リラックスしたり、眠りたいときは多めに入ると良い。
- それぞれの時間の目安はサウナ：水風呂：外気浴＝4：1：5程度。水風呂は「温度の羽衣」ができるまでは入るのがおすすめ。
- 「気持ちいい」という感覚に従い、自分の好きなように入る。周囲の人と比較したり、我慢しない。

第4章

海外の
サウナ事情

本場フィンランドのサウナ文化

僕らはもともと旅が好きだったこともあって、海外のサウナもこれまでたくさん巡ってきた。

そこで本章では、サウナの本場・フィンランドやその他の国の人たちが、どのようにサウナを楽しんでいるのかについて書いていこうと思う。

前章までの通り、フィンランド人にとってのサウナとは、僕ら日本人にとってのお風呂のような存在で、日常に溶け込んだ当たり前のものである。

その楽しみのメインは、なんといってもロウリュだ。

日本では、自分でロウリュできる施設はまだ少ないし、ドイツではスタッフがロウリュすることになっている施設が多いが、フィンランドでは基本的に入浴者自身が自分でロウリュする、セルフロウリュスタイルだ。

そしてロウリュには、蒸気を発生させてサウナ室内を快適な湿度にするという物理的な機能のほかに、精神的な機能も大きいという。

フィンランドサウナ協会（ＩＳＳ）理事マルコ・ハマライネン氏はこう述べている。

「ロウリュをする時、私たちは自分自身の性格がでます。各々ちょっと違ったロウリュをします。水を石にかける時、私たちはまるで石に話しかけているようです。蒸気が立ち上った時、石が私たちに何か答えているようです。私たちはそれを聞き、そして熱に身を任せます。まるでマッサージを受けているようで、自身がリラックスします。戦っているわけではありません。日本の茶道や柔道のように、これを私たちは〝ロウリュ道〟と呼ぶべきでしょう。」（２００９年６月日本サウナ・スパ協会全国総会〈帯広〉における講演より）

つまり自分で行うロウリュには、そこにサウナ、蒸気、熱、すなわち自分の外側にある世界との対話という意味があるのである。

フィンランド人の国民性と入浴マナー

フィンランド式の良いサウナに入っていると、なんだかフィンランド人の気質まで好きになってくるような気がする。

今回、フィンランド大使館で観光促進を担当する沼田晃一氏に、フィンランド人の国民性についてお話を伺った。

「基本的にフィンランド人には、他者を信用し尊重するというベースがあります。もちろん日本も治安は良い国ではありますが、フィンランドの公衆サウナ施設に『こういうことはしてはいけません』といった貼紙がほとんどないのは、日本とは大きく異なるところでしょう。暗黙の了解、ルールと信頼があったうえで、もしそれを破っている人がいたら、ちゃんと誰かが注意するようになっているんです」

フィンランドでは子どもの頃からサウナの入り方を自然に学ぶ。「これはしてはいけない」「あれをしてはいけない」といった明確なルールはないけれども「こういうことをしたら他の入浴者に迷惑がかかるかな」とか「自分は熱めのサウナが好きだけれど、隣の人はぬるめが好きかもしれない」といった、**他者に対する想像力と思いやりを、サウナを通して身につける。**

フィンランド人は外に対して何かを主張したりアピールするのが得意な国民ではなく、どちらかというと内気でシャイな人が多いけれども、お互いがお互いを尊重し合い、自由でありながらみんなが快適に過ごせるサウナという空間をつくっているのである。

真冬でも湖や海に飛び込む

フィンランドでも、基本的には「サウナ→クールダウン→休憩」という僕らと同じサイクルでサウナに入浴する。

ただし、フィンランドには日本のような水風呂はない。

代わりにどうやってクールダウンするかというと、近くの湖や海にじゃぼんと飛び込むのがフィンランド式だ。しかも、湖の表面に氷の張った真冬であっても、その氷に穴を空けてスイミングをするというのだから驚きだ。

もしもこれが日本だったら「危険なので飛び込まないでください」という警告文がこれでもかとあたりに貼り出されること請け合いだが、フィンランドではそんなことはない。自らの責任において、自由を楽しむという国なのだ。

また、屋外のベンチで休憩していると、初めて会う人とも自然と会話が始まるのもフィンランドならではだ。そうしてストーブで炙《あぶ》ったソーセージ片手にビールでも飲めば、どんな人だって幸せを感じずにはいられない、というものだろう。

現地の人がわざわざ入る「スモークサウナ」

人口が550万人のフィンランドには約300万個のサウナがあるという。車よりサウナの方が多く、国民の2人に1人はサウナを持っている計算だ。

たいていの家やワンルームのマンションにはプライベートサウナがついているし、会社や学校、病院などの公共施設にもサウナがある。従って「わざわざどこかのサウナへ入りに行く」という現地の人は意外にも稀で、公衆サウナの施設数も少ない。

しかし、今回ヘルシンキでの撮影に同行してくれたフィンランド人カメラマンのラウリによると、フィンランド人がお金を払ってでもあえて入りに行きたいと思うのは「スモークサウナ」であるという。

そこでここでは、フィンランド人も僕らも愛してやまないスモークサウナについて、語らせて頂きたい。

現在フィンランドにあるスモークサウナの数は推定3万個程度といわれており、これは全体からみると、フィンランドにあるサウナの1％程度に過ぎない。

しかしそもそも1930年代までの1000年以上もの間（電気式のストーブができるまでは）、フィンランドのサウナの大半はこのスモークサウナタイプのものであった。歴史的には、今では一般的な電気ストーブ式や薪ストーブ式のサウナより、スモークサウナの方が人々にとって馴染み深いサウナであったのである。

スモークサウナは、基本的な構造は薪ストーブ式のサウナと同じで、異なるのは煙突がついているかどうかである。煙が充満している状態でサウナ室内に入ることはできないので、6〜8時間かけて火を焚いてサウナストーンと室内全体を温めた後、窓から煙を出して火を止めてから入浴する。

朝から火を焚き始めてようやく昼過ぎに入れるようになり、ススを上手に外に出すためにもスキルが必要とされるため、電気や薪のサウナに比べて時間と手間が非常にかかる。しかしながら、そこにはコトコトと煮込まれた手料理のような趣があって「わざわざ外のサウナに行かない」という現地の人をも例外的に虜《とりこ》にする。


僕らが実際にフィンランドでスモークサウナに入ったときの印象も、やはり普通のサウナと全く異なって、素晴らしいものだった。

まず、サウナ室内の温度は普通のサウナよりかなり高い。フィンランドの一般的なサウナが75〜85℃であるのに対し、スモークサウナの室温は焚き上がり時は100℃を超える。普通なら結構苦しさを感じる温度帯だ。しかしながら、独特の木と煙の香りのおかげか、ロウリュによる十分な湿度のおかげか、スモークサウナでは、じんわりと熱が身体に沁み込んできて、最高に気持ちがよく、不思議と入れてしまう。

スモークサウナの室内は真っ暗で、別名「ブラック・サウナ」とも呼ばれる。室内には、ススを出すための小窓はあるが、そこからわずかな光が入るのみで、独特の神秘的な感じがある。長年付着したススによるあの黒さからは、新しいサウナでは絶対出せない歴史が感じられるのだ。

一度スモークサウナに入ると「とにかくアレに入りたい」「スモークサウナに入るためだけにフィンランドに行きたい」とまで思うようになり、鼻腔の奥にあの香りが記憶されて頭から離れなくなる。

国内では、長野県小海町のフィンランドヴィレッジのものを除いて、スモークサウナを体験できる場所はほとんどない。

しかし、スモークサウナこそがサウナの原点だ。ぜひフィンランドに旅行に行く際には、必ずスモークサウナを経験してほしい。

サウナで季節を感じる

高緯度な地域にあるフィンランドの季節は、日本に比べてものすごく極端だ。夏は短く、1年の3分の1は冬である。夏場は夜になっても日の沈まない白夜で、冬場は逆に一日の日照時間が数時間しかない極夜と、かなりコントラストがはっきりしている。

フィンランド人は、この極端な季節のペース配分にもサウナを利用しているのではないかと、先述の沼田氏も話してくれた。

「例えば、サウナで使用するヴィヒタという白樺の若葉、これは6月の2週目ぐらいしかとれない、というかその時期を逃がすと葉が落ちやすくなり、良質なヴィヒタをつくることが出来なくなってしまうんです。そこでこの限られた期間にワーッとヴィヒタを作って、冷蔵庫などに保管しておき、12月24日に、ヨウルサウナというクリスマスサウナに入るときに保存してあったヴィヒタを出してきて、寒い冬の季節にサウナで温まり、フレッシュな夏の森の香りを感じながら、恋しい春や太陽をじっと待つ。やっぱりこういう季節や自然の極端な国では、体内のリズムを自分でうまくコントロールする必要がありますから、自然にそこにサウナを使ってきたんでしょうね」

日本は四季の美しい国と言われているが、都会の生活ではなかなか四季は感じにくいし、年々春と秋が短くなり、異常気象も増えているような気がする。しかし、季節の移り変わりを感じながら過ごすことは、心身の健康にとってもやはり重要だ。

季節を感じにくくなっている時代だからこそ、フィンランドの人がサウナでそうしているように、自発的に季節を感じようとしていくことが必要なのかもしれない。

温泉大国・ドイツのサウナ

フィンランドのほかにサウナ大国といえば、ドイツがその筆頭にあがるだろう。

そもそもドイツは、サウナ大国というより温泉大国と言われている。火山国ではないのだがやたらと温泉が多く、浴場を意味する「Ｂａｄ」がついた地名も多い。国指定の温泉保養地になっている源泉は約２６０もあり、バーデン・バーデンのような有名な温泉地も各地にある。

ドイツでは、この温泉の発展とともに、サウナも一緒に発展してきたのである。

まず、ドイツのサウナを特徴づけるのは、日本でも人気のサービスになっているアウフグースという文化だ。アウフグースはそもそも蒸気を意味するロウリュをドイツ語で表現した言葉であるが、一般的にはサウナ室内でスタッフがロウリュを行って蒸気を発生させ、客に向かってタオルであおぐサービスのことを指す。ドイツでは、フィンランドのように自分でロウリュを行わず、スタッフがロウリュするのである。

日本でもそうだが、ドイツでのアウフグースはショーのような様相を呈していて、アウフグース中にはかけ声が、終った後には拍手が起きる。

アウフグースの世界選手権では、そのスキルやテクニックはもちろん、ストーリー性やエンターテインメント性によって競われる。そこに言葉は存在しないが、熱波とともにそのストーリーを身体に受ければ、汗と一緒に涙も流れるという。

また、ドイツのサウナのフィンランドと少し異なるところは、「汗を床に垂らしてはいけない」ということだ。

タオルを敷いて汗がしたたり落ちないようにしなければならず、垂れると怒られることもある。ドイツでサウナに行くときには注意しよう。

驚きの混浴文化

アウフグースのほかにドイツのサウナを特徴づけるのは、混浴の文化だ。

更衣室の時点から男女共用で、浴室内も共用、水着はもちろん、バスタオルを巻いて身体を隠すのも禁止で、完全裸な状態での男女混浴というのだから驚きだ。

ドイツのおすすめスパで、Vabali Spa Berlin というところがあるのだが、こちらももちろん男女混浴。18ものサウナがある巨大な施設のため、何百人もの裸の男女がいて、さながらそこはエデンの園のような空間だ。

客の中には子どももお年寄りもいて、いやらしい感じは全くない。裸が文化となっており、混浴だからといって性的な話をしたり、そういう目で異性を見てはいけない、というのがマナーとしてきちんと守られているのだ。

日本人からするとちょっと驚きの文化ではあるが、ドイツに行ったらぜひこの混浴サウナを体験してみてほしい。

サウナグッズが充実しているエストニア

フィンランドから船で2時間ほどで行けるエストニアという国も、2014年にヴォローマ地区のスモークサウナがユネスコの無形文化遺産へ登録された、知られざるサウナ大国だ。この国でも、家庭へのサウナの普及率がかなり高い。みんな家でサウナに入れてしまうので、エストニアの公衆サウナ施設はもう数えられるほどしか残っていないのだが、文化としてはしっかり定着している。

そんなエストニアのサウナは、施設としてはフィンランドのものとあまり変わらないのだが、面白いのは9割以上の人がサウナハットをかぶっていることだ。

日本でもサウナーアイテムとして定番になりつつあるサウナハットとは、サウナ室内でかぶる帽子のことだ。これをかぶることによって、特に熱さを感じる鼻や耳などの顔まわりの体感温度を5℃くらい下げることができ、サウナに楽に入れるようになる。

しかしながら、実はフィンランドでは、サウナハットをかぶっている人はほとんど見かけない。タンペレでフィンランド最古のサウナに行ったときも、サウナハットをかぶっていたのは、「タイムズスパ・レスタ」と書かれたサウナハットをかぶった、日本人ただひとりだけだった。

なぜフィンランドではみんなサウナハットをかぶらないのか、理由はわからないが、そういうわけでみんながサウナハットをかぶっているエストニアのサウナの光景は、なかなか珍しく面白い。

また、エストニアでは同じく9割以上の人がマイ・ヴィヒタを持っている。前日使ったヴィヒタはビニール袋に入れて持って帰り、葉が落ちて古くなったら新しいものを買う。そして、各自自分のヴィヒタでバシバシと身体を叩いている。

サウナハットやヴィヒタといったサウナグッズに興味のある人は、一度エストニアに行ってみると良いかもしれない。

今最も注目しているスイスのホテルサウナ

本書の執筆期間中にも、ヨーロッパの国々を中心にさまざまなサウナを巡っていたのだが、その中でも印象に残ったのはスイスのホテルサウナだ。

スイスもフィンランドと同じように寒い地域であり、冬場は部屋にいるかスキーをするかくらいの選択肢しかないため、必然的に室内でも楽しめるような設備が充実する。加えてスイスは、各国から富裕層が集まるリゾート地でもあるため、良いホテルにはかなりレベルの高いサウナがついている。

さらにスイスのサウナについて特筆すべき点は、水質が大変素晴らしいというところだ。周囲をとりかこむアルプスの山々から最高水質の天然水が豊富に湧き出ており、しかもものすごく冷たい。

スイスのホテルサウナにはこの水がざばざばと大量に降ってくるシャワーが用意されており、キンキンに冷えた（恐らく10℃近い）アルプスの天然水を頭から浴びることができる。松尾に言わせれば「浴びる水風呂」で、その冷たさは1分間も耐えられないほどである。

この水シャワーのおかげで、水風呂に入るのと同等以上に、最高にととのうことができるのだ。

充実したサウナと最高級の水シャワー、スイスのホテルサウナは、とにかく「贅沢」なのである。

ニューヨークのサウナ

ニューヨーク最古のスパは1892年に創業のロシアン・アンド・ターキッシュバスというところで、ニューヨークには既に100年以上のサウナの歴史があるということになる。ただし、この「ロシア&トルコ式」という名称からもわかる通り、ニューヨークのサウナはフィンランドから直接伝わってきたというより、ロシアからの移民によってもたらされたようであり、今でもロシアンマフィアの会合の場所としてサウナが利用されているという。

そんな歴史のあるニューヨークのサウナもやはり最近になってブームが起きている印象で、エグゼクティブ層や若い女性たちが来るようになり、おしゃれでスタイリッシュなサウナが増えている。

1時間65ドルくらいから個室のサウナを2~3人で貸しきって使えるHigherDOSEというサウナ施設は、現代アートを思わせるようなカラフルでビビッドなライティングが特徴的で、ニューヨークのセレブを中心に人気を集めている。

まさに「インスタ映え」するおしゃれサウナだ。

ニューヨークを訪れた際は、フィンランドのナチュラルな感じとはまた違った、都会的なサウナも体験してみてほしい。

ネイティブ・アメリカンのサウナ

海外からもたらされたものとは別に、実はアメリカには伝統的なサウナがあった。アメリカの先住民、ネイティブ・アメリカンの人々が、主に儀式の空間として使ってきたスウェット・ロッジである。

スウェット・ロッジとは、その名の通り汗をかくための小屋で、中央ではストーブによって石が焚かれている。屋外にはクールダウンのための水や休憩用のイスが用意されているところもあり、基本的な入浴方法は普通のサウナとだいたい同じだ。

ただし他のサウナと異なるのは、やはりその宗教的な要素で、スウェット・ロッジに入るということは、母の子宮の中に一度戻り、新しく生まれ変わるという意味を持っている。ロッジの中で歌を歌ったり、罪を告白したり、タバコを回してふかすようなこともある。

観光客向けにスウェット・ロッジを体験できるツアーもあるので、気になる人はぜひ行ってみてほしい。

COLUMN

松尾が体験した過酷なビジョン・クエスト

ネイティブ・アメリカンの儀式に、「ビジョン・クエスト」というものがある。これは部族の若い男性の「成人の儀式」のようなもので、観光客向けのオープンなツアーなどはほとんどないのだが、松尾が偶然これを体験したことがあるのでそのときの話をご紹介したい。

各部族によって微妙に内容は異なるのだが、松尾が体験したビジョン・クエストは、スウェット・ロッジに入って身を清めた後にアリゾナの山奥に5日間ほっぽり出されるというシンプルなものだった。ただし、この5日間、一切の物を持っていけないのに加えて断食・断水。5日後に迎えが来るまでは水も飲むことができない。体重は5日間で6kgくらい落ちる。

3日目ぐらいからは、まるで自分が死ぬのを待ちかまえているかのように頭上を鳥が旋回し出す。狼やコヨーテと思《おぼ》しき声も聞こえて、ものすごく怖かった。そうして無事に5日が過ぎると、ネイティブ・アメリカンの人が迎えに来て、もう一度スウェット・ロッジに入れられる。

5日間飲まず食わずで身体に水分がほとんどない状態でサウナに入ると、全身の毛穴や汗腺が開いてサウナ室内の水蒸気を身体に取り込もうとする。生きるか死ぬかの極限の状態において、身体は汗を流さずに逆に水を吸おうとするのだ。

今思い返しても、なぜあんなことをやったのかはよくわからない。

しかし、そんな話をしているうちに、いつのまにか「ととのえ親方」と呼ばれるようになったりもした。

ああいう刺激的なエッセンスも、それはそれで必要だったということなのかもしれない。

経営者たちのサウナ哲学

第5章

たったひとりの、導けなかったあの人

サウナーの中にはビジネスの第一線で活躍する経営者や起業家、クリエイターの人も多い。

単純に僕らのまわりにそういう属性の人が多い、というのはもちろんあると思うのだけれど、やはり経営者層やエグゼクティブと呼ばれる人にサウナをすすめると、まず間違いなくハマってくれる。

松尾がこれまで「ととのう」状態に導いてきた経営者や著名人は間接的に指導した人も含めれば恐らく1000名以上にものぼるが、そのうちサウナの良さをわかってもらえず「ととのい」に導くことのできなかった人はたったひとり、ホリエモンこと堀江貴文氏のみだ。

自らを「カラスの行水」と称し温泉も2分であがるという堀江氏には、サウナ浴のサイクルも長すぎたのか、一度は相方である秋山大輔がマルシンスパで、もう一度は松尾がニセコの温泉で、ふたりがかりの束になって試みたのだけれど、そのと

きはサウナの良さをわかっていただくことはできなかった。しかし僕らは諦めてはいない。いつか堀江氏にも良いと思ってもらえるようなサウナ浴の方法を見つけてリベンジし、今度こそ彼をサウナーにしたいと思っている。

そう思っていた矢先（本書の執筆をしている間に）、堀江氏からご連絡を頂いた。なんでも「川の清流で水風呂に入ったときに、ととのいを感じた」そうである。直接的に「ととのい」に導くことは叶わなかったものの、これで一応、僕の接したすべての人に「ととのう」という状態を感じて頂けたということになった。

これはもちろん「サウナがスゴい」ということではあるのだけれど、サウナには経営者層を特別に惹きつける何かがあるのではないか。そしてそこには、ビジネスや社会を大きく動かす力があるのではないだろうか。

そこで本章ではより奥深いサウナの秘密に迫るべく、何人かの経営者にインタビューにて話を訊いてみた。

なぜ、サウナでアイデアが生まれるのか？

起業家やクリエイターという切り口でサウナを語る際には「アイデア」というのがひとつのキーワードになるだろう。

もちろん普通のビジネスパーソンも自分でアイデアを出したり、決めなければいけないことは少なからずある。しかしながら、そもそも起業に際しては、人とは違うとびきりユニークなアイデアがなければ成功することは難しいし、経営のフェーズでも、熾烈な競争の中を生き残っていくために常に新しいことを考え続けなければならない。だから彼らは、普通の人よりシビアな「アイデア」の世界を生きていると言っても、差し支えはないだろう。

そうするとまず考えられる仮説は「**サウナがアイデアを生み出す場として機能している**」ということだ。もちろんひとりで考え事や瞑想をするのに良い空間である、ということは前章でも書いた通りだが、そこからどうやってアイデアやインスピレーションというものにつながっていくのだろうか。

ＮＥＷＳＴＡＮＤＡＲＤ株式会社（２０１９年８月にＴＡＢＩＬＡＢＯから社名変更）の代表取締役社長・久志尚太郎氏に話を聞いた。

久志社長は中学卒業後に単身渡米、16歳でアメリカの高校を卒業＆起業、外資系ＩＴ企業を経て世界各国の放浪といった異色の経歴を持ち、２０１４年に再び起業。ローンチしたウェブメディア・ＴＡＢＩ ＬＡＢＯは一大メディアへと成長し、ミレニアル世代に向けたアイデア・ライフスタイルを発信している。今、日本を代表する若手起業家のひとりだ。

また、サウナブームにはいち早く目をつけてフィンランド政府機関のＶｉｓｉｔ Ｆｉｎｌａｎｄに観光資源としてのサウナ活用を提言。社内には熱波師の資格を取るほどサウナに熱狂している社員もいるほどだ。マインドフルネスやウェルネスなどの時代の流れもあり、サウナを活用した数々の企業プロモーションも手がけている。

海外で制作が進んでいるサウナのドキュメンタリー番組「ＰＥＲＦＥＣＴ ＳＷＥＡＴ」には、日本古来のサウナ文化を発見するナビゲーターとしても出演する、日本サウナ界の中心人物でもある。

久志社長はサウナでアイデアが生まれるメカニズムについて、次の通り解説する。

「サウナに入る前には頭の中にいろんな思考が渦巻いている。『やばい、明日までにやらなきゃいけないんだった』『疲れたなぁ』『今日の上司マジでムカついたなぁ』『あれ、どうやって処理しよう』。

サウナに入ってこれらの思考に何が起きるのかというと、重要度が低いものと緊急性が高いものがスッと消える。熱くて複雑な思考ができないなかで、重要度が低いものは『くだらないからいいや』となるし、緊急度が高いものは『これはどのみちすぐやらなきゃいけないんだから、サウナから出たらサクッと終わらせよう』となるからだ。

そして、日頃後回しにされがちな『重要度が高く緊急性が低いもの』、つまり『本当に考えなきゃいけないもの』だけが残り、じっくりと考えやすくなる。

頭の中が一旦ゼロにリセットされ、忙しい日常の中で隅に追いやられていた潜在的な思考が『アイデア』や『インスピレーション』として顔を出す」

サウナはひとりで考え事をするのに良い空間ではあるが、久志社長が指摘する通り、確かに熱過ぎてそんなに複雑な思考はできない。同時に考えられるのはせいぜい1〜2個の本当に重要なものだけだ。

そうやって強制的に雑念が取り払われた純度の高い思考が、結果的に「アイデア」として結晶化する。

従って、普段はあまり深く考えていない人が「サウナの神よ、アイデアをください！」とお参りに行くようにサウナに行っても、求めるものは得られないかもしれない。

あくまで複雑な思考の補助として、サウナという空間を利用するのが良いだろう。

サウナで考え、水風呂で決断する

「決断」もまた、経営者にとって重要なキーワードである。自分のみならず、社員や会社の命運を握るような決断、経営の現場は常にその連続だ。

もちろん誰かに相談することはできるが、最終的に何らかの判断をくだし責任と覚悟を持てるのは経営者本人だけである。言うまでもなくそこには大きなプレッシャーがかかり、迷いが生じることもしばしばで、決断力こそ経営者の最も重要な資質と言っても過言ではないだろう。


さて、サウナ好きの経営者の間には「**サウナで考え、水風呂で決断する**」という言葉がある。ニコーリフレ会会長・中市忠弘氏による言葉だ。

重要な経営課題についてサウナでじっくり考え抜いた後、おもむろに水風呂に入る。全身へのキーンという冷たい刺激とともに、思考と視界が一気にクリアになる。すると、目に見えない課題の展望も開け「行けるかも！」というやる気と確信とともに「水風呂で決断する」のだ。

結局のところ、いくらあれこれ考えてみたところで、その決断が本当に正しかったかどうかはやってみた後でないとわからない。必要なのは迷いを断ち切り勇気を奮い起こすための空間である。

ただし、水風呂に入ってみたら「やっぱりこのアイデアはちょっと違うかも……」と思うことも当然あるだろう。そういうときのためにもうひとつの言葉がある。

「サウナで考え、水風呂で忘れる」

やるならやる、やめておくならやめておく。そうした「決断」に最適な空間が、水風呂ということなのだ。

忙しい経営者の最強の家

事業のフェーズや景気によって波はあるものの、特に起業したての時期の経営者というのはものすごく忙しい。先述の久志社長もこのように語る。

「サウナに入っていなかったら、こんなに仕事はできていなかった。ずっと休みなく仕事をしている中で、サウナに入っている時間だけが自分を唯一強制的に休ませてあげられる時間であり、サウナに入っていなかったらかなり精神的にまいっていたと思う。サウナには相当救われた」

もちろん、なるべくバランスの取れた働き方の中で、リラックスのためにサウナに入るのは理想的だ。しかしながら、仕事の山場で忙しさとストレスが最大限に高まったときにも、サウナは心強い味方として僕らを支えてくれる。

ヤフー株式会社のCEO・川邊健太郎氏も21歳で起業して最も忙しかった時期にサウナに出会い、いまや館山のご自宅にプライベートサウナをつくるほどの、筋金入りのサウナーとなった。

「ある日ものすごく働いて疲れたという日があって、夜中の2時くらいに勇気を出してサウナに行ってみたんです。すると、面白いくらいに気分がリラックスして、翌日の仕事もはかどったんですよ。それまでも休みの日などに1日釣りなどをして気分を変えていたことはあったんですけど、これだけ短時間の間に気分転換のできるものはサウナ以外にはないように思います」

そして、なんと川邊社長は、サウナに住んでいた時期もあったという。朝、サウナに入って出勤し、夜はまた同じところに帰ってきてサウナに入り、その辺の二段ベッドや休憩スペースで寝る。たまにはマッサージを受けることもある。日本を代表するＩＴ企業の経営者が二段ベッドで雑魚寝というと、なんだか意外に思われるかもしれないが、ハードスケジュールをこなす経営者にとってサウナは最高に合理的な家でもあるのだ。

サウナでホテルを選ぶ時代

サウナーにとって最も合理的な生活空間はサウナであるから、どこか地方へ行く際もサウナを基準にホテルを選ぶ。たとえ1泊1万円以下のリーズナブルなビジネスホテルやカプセルホテルだって、そこに良いサウナがありさえすればそれでいいのだ。

特に最近のビジネスホテルのサウナの充実ぶりには、目を見張るものがある。

その中でもドーミーイン・グループのサウナは特にレベルが高く、地方に出張する際はまず、近くにドーミーインのホテルがないか探してしまうほどである。先日韓国のソウルのドーミーインにも泊まったのだが、こちらのサウナもやはり素晴らしく、驚かされた。

さらに、カンデオホテルズ・グループのホテルではもはやビジネスホテルのレベルを超えたハイクオリティなサウナと部屋を提供しており、ビジネスホテルの今後の可能性をますます感じた。

また、先述の川邊社長は、宿は取らずに各地方のご当地サウナに泊まっていたという。

そしてこのサウナ泊のスタイルがＩＴ業界の若手起業家を中心にブームになっている。日本を代表するＩＴ企業のトップがサウナに入り、サウナに泊まっているというのはやはり面白いようで、こうしたライフスタイルに憧れを持つ起業家が増えているのだ。

「どうせ出張なら」となるべく良いホテルに泊まって羽を伸ばすのも良いけれど、たまには味のあるご当地サウナに泊まってみるのも良いかもしれない。

本質的な人とのつながり

サウナが人との距離を縮め、誰かと仲良くなるのに良い空間である、ということは第2章でも書いた通りだが、経営者という視点で見ても、サウナによって形成される人とのつながりには特別なものであるようで、ヤフーの川邊社長も次のように仰っていた。

「裸と裸で付き合うビジネスパートナーというのは、やっぱり少し特別ですね」

もちろん、グローバル化や多様化を極めるこの時代において、当然、異性のビジネスパートナーもいるだろうし、リラックスするためのサウナを、政治的な空間として利用したくないという人もいるだろう。
ただ、事実としてサウナにはそうした作用があるらしいのだ。

日本人がビジネスパートナーと交流する場所というと、やはり酒の席が主だと思う。しかし「お酒を入れて、酔っ払って仲良くなる」というのは、なんだかその場限りの、どこか本質的でないような違和感があった。

一時のテンションでたまたま盛り上がっただけで、本当の意味で仲良くなれたのか、というとよくわからなかったし、その人が本音で喋っているのか、それとも何かの目的のためにおべっかを使っているのかを見分けるのも難しい。

一方で、サウナ室内では、相手の本質が見える感じがする。

名刺交換もせずに裸の、何も他の情報のない状態で相手と対峙していると、その人のタイプや自分と気が合うかどうか、というのがおのずとわかってくるのである。

フィンランドの人は日本人のように社交的ではない、どちらかというとシャイで内気な国民性であるけれども、サウナという空間が初めて他人と積極的に会話するための空間として機能しており、人の心を開かせる何かがサウナにはある。

今回の本の取材でフィンランドに行って、改めてそう感じた。


経営をしていると、この先もこの取引先と付き合っていくべきなのだろうか、あるいは新しく取引を始めるべきかといった人間関係に関する決断も多く、またそれが後々にとってかなり重要な決定になるケースも多いだろう。

食事での接待というのも良いけれど、そういった見極めの際にもサウナを利用してみてはいかがだろうか。

汚れた世界への処方箋

サウナは個人に対して作用しながら、個人の集合体である国家や社会全体にも作用している。

今回、現在の社会に対してサウナがどういった意味を持っているだろうか、ということについて面白い話を聞くことができた。

ちょうど最近もニューヨーク・サンフランシスコ・ロサンゼルスとアメリカの各都市を巡っていたNEW STANDARDの久志社長によると、アメリカでは「マインドフルネス／瞑想」や「ウェルビーイング（身体だけではなく、精神面・社会面も含めた新たな健康）」というテーマが、今とてももてはやされているという。

いずれもストレスが多く歪んだ現代社会の中で、あるべき理想的な精神状態を獲得しようという全世界的な動きが背景にある。アルコールの販売が解禁された時のアッパーな感じと同じように（それが良いものであれ悪いものであれ）、今の時代が求めているものが解禁され、ひとつの大きな流れになっているのだ。


そもそも、この世界は疲弊し汚れている。

通勤時の満員電車、異常に暑い夏や大雨。「働き方改革」とは言われても依然として生産性も給与も低いし、巷には暗いニュースやヘイトスピーチが溢れている。SNSでは常に誰かとつながり続けて24時間心が休まらない。

こうした今の日本社会で生きていると、だんだんと感覚は麻痺し「どうにもならない」「仕方ない」という絶望感だけが積もっていく。

しかし、そうした**現代人の心と身体の疲れを癒し、救済をもたらす唯一の光、それがサウナである**、と久志社長は語る。

また、オリエンタルラジオの藤森氏もこのように語っている。

「仕事でもイヤな日あるんですよ。スベる日あるんですよ。スべった時、イヤ〜な汗出るんですよ。それが付着したまま寝ると気持ち悪いんで、それをサウナで内側から押し出さないと。だからサウナのない生活なんて考えられないんですよ。『サウナと結婚どっち取る？』って言われたらサウナ取りますもん」

今、世界中が混乱しながら、あるべき理想的な姿へととのいたがっているのである。

この、汚れた世界を救うために、といっては大げさだが、しかし個人の力ではどうすることもできない世界と向き合っていくために、僕らにはやはりサウナが必要だ。

「世界中の人がサウナに入って、ととのえば優しい気持ちになって戦争なんて無くなるかもしれない」

『サ道』に登場するキャラクター〝イケメン蒸し男〟もこう語る通り、この世界を救う鍵をサウナが握っている。

今の日本に必要なのは「内省」の空間だ

サラリーマンの日頃のストレス発散といえば「お酒」や「飲み会」はその代表格だろう。

一昔前のＩＴ企業の経営者は、西麻布の高級クラブで「それシャンパンどんどん！」と派手に盛り上がる、みたいなことをみんなやっていたし、それがある種のステータスでもあった。

経営者に限らず普通の会社員にとっても「今日はよく頑張ったな」と思えた日は飲み屋やキャバクラに行き、なんならその後にカラオケも行って、一日の溜まった疲れやストレスをぱぁっと吐き出して明日の活力へと変える、というルーティンは馴染み深いものだろう。

しかし最近の、特に30代以下の若手経営者の間では、その様相は全く異なる。誰もそうした派手な飲み方はしていないし、そういうものにあまり価値を感じていない。

その代わりにどうやってストレスと向き合い、時間を使っているのかというと、やはりサウナだ。

先述の久志社長は、**重要なのはストレスの「発散」ではなく「内省」である**と指摘する。

「日本の居酒屋では、会社の会議よりよっぽど活発に発言（愚痴）して盛り上がっているサラリーマンを見かけますけど、アルコールの力を借りたある種の『ストレス発散』ですよね。今この時代に必要なのは、『発散』ではなくて『内省』だと思うんです。疲れてる自分や頑張っている自分とじっくりと向き合うこと、認めて癒やしてあげること。だからこそ、より良い仕事のアウトプットへとつなげることができるので」

こうした若い世代の考え方は、僕ら少し上の世代からするとかなりストイックにも見える。

しかし「少ないモノで豊かに暮らす」という今の社会のトレンドにおいて、時間とお金をエコに使ってストレスと向き合い、なおかつそれを仕事にも活かすスキルのニーズは、今後ますます高くなっていくだろう。

たまにはぱぁっとやるのも悪くはないけれど、ストレスから逃げずにじっくり向き合う「内省」の空間としてサウナを活用すれば、仕事のパフォーマンスも飛躍的に向上するかもしれない。

理想のサウナをつくろう

今回取材で訪れた川邊社長の自宅サウナについて、最後に少しご紹介したい。「自宅にサウナをつくりたい」と考えている人にも参考になるだろう。

千葉県・館山にある川邊社長のご自宅は、もともとはどこかの会社の保養施設で、しばらく使われておらず、購入した当時はほとんど廃墟同然だったという。そこからＤＩＹで色々直し、家の目の前にうっそうと茂っていた竹やぶも２ヶ月くらいかけて自分たちで刈った。刈り終わるとすぱっーと見晴らしが抜けて、目の前には見事なオーシャン・ビューが広がった。

せっかく切り開いた空き地に、まずは海での遊び道具を格納する倉庫をつくったが、いまいちパンチが足りない。「もっと楽しいものを建てたいな」と思って、海の見えるサウナとプールをつくった。サウナ室内で使用しているサウナストーブは「結婚指輪はいらない。サウナストーブをくれ。一生ものだから」といって今の奥様からプレゼントされたものだという。

僕らも実際に一緒にサウナに入らせてもらったのだけれど、サウナ室にも大きな窓があり素晴らしいオーシャン・ビューが望める。そして、サウナの後には、目の前に広がる海へ走って飛び込み、水風呂の代わりにするのだ。

「世界最大の水風呂っていうのが、俺にはいいんじゃないかと思って」

そう語る言葉の通り、サウナ後の海というのは水風呂ともプールとも川や湖とも全く違う。海水の中に潮の流れがあるため、真夏でもひんやり冷たく、浮力に身を任せてのびのび浮くのは最高に気持ちよかった。

夜、星を見ながら入るサウナと海もこれまた素敵らしい。

ちなみに、川邊社長がかつて取材に応じたムック「ｓａｕｎｎｅｒ」（２０１４年発売）の記事の終わりにはこう書いてある。

「ところで自分のサウナもほしいですね。館山の家に小さなログキャビンをたてて、薪ストーブを置いてサウナにする。それで目の前の冷たい海にじゃぼーんと飛び込む。それが今の夢だ」

「自分の理想のサウナをつくる」、それは僕らサウナーの共通の夢だ。

一見途方もなく見えるけれど、強く心に思い描き続ければいつかは叶うかもしれない。川邊社長のサウナは、そんな希望を感じさせてくれた。

COLUMN

YAMAHA×サウナのプロモーション事例

最近では、企業のプロモーション事例にサウナを取り入れるといった事例も増えてきた。それだけサウナが、訴求力のあるものとして社会に浸透してきた証拠であると思う。

その中でも、久志社長が代表を務めるNEW STANDARD株式会社が手がけ、こうした企業プロモーションの走りとなったYAMAHAの事例について、少しご紹介しよう。

きっかけは、YAMAHAの担当者と新しい広告についての打ち合わせの中で久志社長から出た「最近サウナにハマっているんですよ」という何気ない一言だった。「それ、面白いね」という先方担当者からの反応を受けて、サウナの企業プロモーションへの活用がトントン拍子に決まった。

しかし、どのようにしてサウナとバイクを絡めるか。企画書はもちろんサウナ施設で考える。

そこで出たのは「車＝お風呂、サウナ＝バイク」というコンセプトだった。

「お風呂や車っていうのは無自覚で、当たり前に入ったり乗ったりする日常のものなんです。一方サウナやバイクは自覚的に『サウナに入ろう』『バイクに乗ろう』と思わないとなかなかその機会がない、非日常の存在で、ひとりでマニアックに楽しむもの。そこに共通点を見出しました。また、サウナに入った後にバイクに乗れば、風を感じながらととのうこともできますから」

そうしてまずテーマソングをつくり、CM「サウナとトリシティとサウナ飯でととのった」を公開、200万回以上YouTubeで再生された。

このCMにはサウナ界のそうそうたるメンバーが出演しており、もはやサウナのCMなのかバイクのCMなのかわからないくらい、サウナ界の人々にとってもインパクトの大きなものだった。

去年からはサウナとバイクをテーマにしたWEB漫画シリーズを企画・制作し、単行本化も実現。全国のサウナ施設に無料配布した。こうしてサウナを題材に新しいコンテンツとプロモーションがどんどん生まれていく。

このYAMAHAの事例を経て、企業がスポンサーとなるサウナのプロモーション事例も徐々に増えてきた。

もし、「ウチの会社の商品もサウナとコラボできるのでは……？」と思ったらぜひ一度ご相談頂けたら嬉しい。

サウナは
これから、
どこに向かう
のか？

第6章

まだまだ進化するサウナシーン

ここまで、サウナブームの現在やその効用、入り方といったことについてご紹介してきた。

しかし僕らは、サウナが単なる趣味や健康法に留まるものだとは思っていない。

サウナはこれからどういった概念へと発展していくのだろう。

最後はサウナブームの最前線についていくつかの事例をご紹介し、本書の締めくくりとさせて頂こう。

茶の湯を継承するサウナ

松尾がプロデュースを手がけた修善寺の旅館・おちあいろうのサウナが9月26日にお目見えとなった。

これは、老舗旅館の落合楼を株式会社Ｐｌａｎ・Ｄｏ・Ｓｅｅが買い取ってリニューアルするにあたり、その起爆剤としてサウナもリニューアルしようという試みに端を発したプロジェクトであり、もともと「露天風呂を壊してインフィニティプールのような形にしよう」という案もあったが、「その土地の歴史や文化を継承した日本のコンセプトに合うものにしませんか？」と先方に提案し、露天風呂はそのまま水風呂に利用、その水風呂の上にガラス張りの水上コテージのようなサウナをつくった。

サウナ室内には躙《にじ》り口から入り、ガラスの床からは水風呂が見える。そう、まさに千利休の茶室のような、誰も見たことがない新しいサウナだ。

ちなみにサウナを利用することができるのは、ホテルの宿泊者のみ。これまでは温泉やお風呂が旅館に人を呼び寄せていたが、これからはサウナも大きなアピールポイントとなるだろう。

また「日本を代表するサウナ施設になるだろう」と僕らが今最も注目しているのが、最近リニューアルされた佐賀県の御船山楽園ホテルのサウナである。

御船山楽園とは佐賀県・武雄市にある江戸後期より続く日本庭園で、その庭を擁する御船山楽園ホテルは、この庭でチームラボの巨大アート展「かみさまがすまう森」を開催し、エントランスにもチームラボの作品を常設するなど伝統と革新を感じさせる高級ホテルだ。

ホテルオーナーは、ミシュランによる最高評価・5レッドパビリオンを獲得した日本を代表する旅館・竹林亭と同じ小原嘉久社長。いずれの旅館もかつて一度は経営危機に陥ったこともあったが、社長もちまえのセンスと経営判断、そしてサウナーとしてのこだわりによって、V字回復を実現した。

今回は、この竹林亭と御船山楽園ホテルのオーナーを務める小原社長に、サウナリニューアルの背景について伺った。

「リニューアルのコンセプト策定にあたって、そもそも温泉旅館のベースとなっている『湯治』の意味を調べてみると『7日間以上温泉に入浴し療養する』というのが『湯治』であるということを知りました。しかし、現代人にとって『1週間以上の温泉入浴』はあまり現実的でない。もっと短期間のうちに、わかりやすく身体の疲労回復やリラックスといった効果を感じられるものはないか、と考えたときにサウナに思い至りました。1泊や2泊というスパンに合わせ『サウナを活用した現代の湯治』という新しいカテゴリーを作りたいというのが出発点でした」

リニューアルの予算は当初の倍以上に膨らんだが、「わざわざ武雄の、人口5万人弱のすごい田舎の旅館、温泉旅館に人が来るのだろうか？　でもそこに圧倒的な何かがあって、それのためだけに行く、ということはある。そのためには尖ったコンテンツが必要だ」と考え、サウナーとしても経営者としても妥協のない、満足行くものを作ったという。

実際に僕らも御船山楽園ホテルのサウナに入ってみて、見たことのない斬新さと美しさにただただ圧倒され、今後はサウナ目的に武雄へ人が押し寄せるのもあり得るだろうと直感した。現在小原社長が手がけているという竹林亭のサウナも、俄然楽しみになった。

また面白いのは、小原社長も茶の湯文化とサウナに共通点を見出し、意識的なディレクションを行っていたところだ。

「密閉された空間の中に、茶室で躙り口のところに刀を置いて丸腰の状態で茶室に入るように、丸腰の裸でサウナ室に入る。静けさと緊張感の満ちた空間でじっと自らと対峙し、お茶を点《た》てるようにサウナストーンにロウリュする。こうしてみると茶の湯の文化とサウナはすごく似ているように感じます」

タナカカツキ氏の作品が『サ道』と題されているのも、僕ら日本人がサウナに対して精神性を追求し始めたのも、偶然のことではないだろう。

ＤＮＡに刻まれた数百年の文化とその精神を、サウナという全く別の媒体を通して僕らは再体験しているのかもしれない。

サウナが会社の福利厚生に⁉

先述のNEW STANDARD株式会社代表取締役社長・久志氏は、サウナが社員のQOL向上につながると考え、自社の福利厚生にも「サウナ補助制度」を取り入れた。社員がサウナに入浴する際にその費用の一部を会社が負担するというもので、利用率もかなり高いという。

この制度を取り入れて良かったことは、仕事が大変そうな社員や疲れている社員がいたときに、お互いに「サウナ行ってきたら？」と言い合えるようになったことだという。久志社長が社員からそう言われることもあり、サウナが「オフィシャルな逃げ場」として機能しているのだ。

職場で苦しみやストレスを抱え込んで、心や体を病んでしまったり「働きたくても続けられない」状況に追い込まれてしまう人は増えている。周りの人が「あの人大丈夫かな？」と心配に感じても、何と声をかけていいのかわからず結局見て見ぬふり、というケースも多いだろう。

しかし、「サウナ行ってきたら？」という言葉であれば、声をかける方もだいぶ気楽だ。

そもそも他者が抱える個人的な悩みに対して、一緒に解決方法を考えてあげるというのは難しい、というか不可能に近い。しかし、代わりにサウナへお互いに導いてあげることはできる。

「**サウナは様々な悩みを解決してくれる**」ということを、社員の全員がわかっているのだ。

今後日本のサウナーが増え、サウナー経営者も増えていけば、あなたの会社のオフィスにサウナができる日も来るかもしれない。

創造力を高める仕事空間・コワーキングサウナ

前項で「会社のオフィスにサウナができる日が来るかも」と書いたが、実は働く場所としてサウナを活用するという取り組みは既に始まっている。

コクヨ株式会社のサウナ部長・川田直樹氏の提案によって実現した、スカイスパYOKOHAMAのコワーキングサウナ・KOOWORKだ。

5歳の頃から両親に連れられて空手の試合の振り返りの場としてサウナに通うというサウナ英才教育を受け、サウナのリフレッシュ効果を活用した勉強法で20代で一級建築士に合格するなど、サウナエリートの道を歩み続けてきた川田氏は、30歳のときに上司として部下とのコミュニケーション空間の可能性を感じサウナを活用すべくコクヨ社内にサウナ部を発足し、企業サウナブームの礎を築いた。

そして2018年には建築士としての知識を活かし、新たな仕事空間としての「コワーキングサウナ」をサウナ仲間と共に企画設計・提案し、これを実現。

フィンランドにもコワーキングサウナはないので、恐らく世界初の取り組みだ。

コワーキングサウナの仕事における可能性について、川田氏はこう語る。

「私は、ビジネスは大きく創造型と課題解決型に分かれると思いますが、これからのAI時代では、ITが課題解決の方にどんどん対応していく。そうすると、人間に求められるのは創造型の仕事です。

そして、その創造型の成果を生み出せる場所の1つが、コワーキングサウナだと思っています。
本来サウナの魅力は自然と人間が一体化している、〝寄り添っている〟空間であり、コワーキングサウナを設計する際にもそのことを意識しました。自然と人間が寄り添うことでリラックスした空間を作り、思考が整理されそこで生まれる対話がアイデアにつながると考えています」

また、実際にこのコワーキングサウナをオープンした反響は予想以上に大きく、利用者からは「心身のリフレッシュで仕事にも良い影響が出た」「新しいアイデアが生まれた」「普段の3倍仕事がはかどった」など、多数の嬉しい声が寄せられたという。

昨今の働き方改革によって、自分の好きな場所で好きな時間に働けるといった自由な働き方もだいぶ浸透してきた。またサウナが企業価値として、健康経営にもつながる可能性を感じている。

テレワークが可能な会社にお勤めの方は、ぜひ仕事空間としてのサウナも一度試してみてほしい。

企業を横断する「月曜はサウナ部」

また、2019年4月には、先述の川田氏を代表とする有志企業7社の社員を中心に「JAPAN SAUNA-BU ALLIANCE」が発足し、「月曜はサウナ部」というプロジェクトが発表された。

これは一週間の出勤日初日となり、多くのビジネスパーソンが憂鬱さを感じている月曜日に、早めに退勤しサウナに行くことで、楽しく健康的な働き方を実現しようという、企業横断型の取り組みである。

部員を5人以上集めて社内に「サウナ部」を結成・登録し、対象のサウナ施設へ月曜日に行くと、1人1本サウナ公式飲料とも言われる「ポカリスエット イオンウォーター」がもらえるというしくみだ。

今のサウナブームを受けて企業内のサウナ部は増えているというが、これまでは企業間のサウナ部を有機的に結びつけるようなしくみはなかった。

しかし、この「ＪＡＰＡＮ ＳＡＵＮＡ－ＢＵ ＡＬＬＩＡＮＣＥ」によって、様々な企業のサウナ部同士がつながり、サウナを通じた新しい企業連携の可能性が出始めた。「サウナが好き」から始まるオープンイノベーション。

サウナは自然と人をつなげるだけでなく、「人と人」もつなげてくれる。

今まさに、サウナが日本のビジネスシーンを活性化しているのである。

「月曜はサウナ部」ＨＰ

https://saunatime.jp/saunabu/

観光資源としてのサウナ

また、観光資源としてのサウナ活用も近年急激に進んでいる。先ほど紹介したように国内のホテルや旅館でもそういった動きが出てきているが、フィンランドの観光プロモーションにおいても、今サウナが注目されている。

以前のフィンランド政府観光局は〝ムーミン〟や〝サンタクロース〟、〝オーロラ〟や〝マリメッコ〟に代表される北欧雑貨やファッションをメインの観光資源として押し出していた。日本人にとっての街中の銭湯のように、サウナはフィンランド人の生活に根付いた、あまりに当たり前の庶民的なものであったため、「サウナを観光の機軸にしよう」という発想が意外にも生まれなかったのである。

しかし、フィンランド大使館商務部の沼田晃一氏によれば、最近では「サウナ」を観光の中心に据えたフィンランドプロモーションの施策も活発になってきているという。

「特に映画『かもめ食堂』が公開されてからこれまでは、フィンランドへ行く理由というと、女性が雑貨を買いに行くとか、（これは他の北欧諸国にもあてはまりますが）北欧的なライフスタイルに対する憧れという部分が一番大きなものでした。

また、ムーミンとオーロラとサンタクロースというのが観光資源として根付いていた一方で、フィンランドの政府観光機関が、サウナをプロモーションのコンテンツとして推進したことは一度もなかったのです。それだけ、フィンランド人にとってのサウナとは、身近で当たり前のものでした。

しかし、フィンランドのホテルには必ずサウナもありますしヘルシンキ市内の公衆浴場やサウナのメッカと呼ばれる町・タンペレ、変わったところでは観覧車の中やバスの中など、フィンランドにサウナ施設は既にたくさんありますので、そこに注目してサウナツーリズムという形で磨きをかけるようになってきたのが最近のことです。

また、サウナ・フロム・フィンランドという組織ではフィンランドのサウナカルチャーを世界に発信し、本場フィンランドのサウナが海外でも楽しめるようにしていこうという活動をしていまして、最近は台湾へ初進出してサウナ・フロム・フィンランドプロデュースのストーブやサウナグッズが買えるようになりました。

こうしたフィンランドのサウナ文化を世界に広げていこうという取り組みは、今日本のみならず全世界的に起こっています」

こうしてフィンランドのサウナツーリズムが本格化してきたことは、結果的に日本のサウナ界にも良い影響を与えた。
本場・フィンランドのサウナが日本人にとってもより親しみやすいものとなり、サウナ文化の交流が一気に促進されたのである。

フィンランドの観光プロモーション戦略について、沼田氏はこう続ける。

「僕がフィンランドとプレゼンテーションを考えるうえでキーワードとなると考えているのは『安心』『安全』『清潔』の3つです。やはりサウナのようなハダカの付き合いをする空間というのは、まずキレイじゃなきゃいけないと思うんですよ。加えて、物理的なセキュリティがあるという『安全』と、落ち着けるという『安心』。これら3つの要素がそろってはじめて、観光資源としてのサウナが成り立つと思います。
やっぱり皆さんフィンランドにいらっしゃると、『ホッとする』って仰るんです。例えば、よくヨーロッパの方に出張で来られる方で『飲んだ後にシメるお茶漬けみたいな（ラーメンじゃないんです）感じで、ホッとする』と、わざわざフィンランドに1泊し、リセットしてから日本に帰るという方もいらっしゃいます。そうやって、『安心』『安全』『清潔』で、心落ち着ける国というイメージで、サウナとともにフィンランドという国をアピールしていけたらいいですね」

フィンランドというと普段はあまり馴染みのない国で、なかなか旅行先の候補にもあがらないかもしれないが、実はフィンランドは日本から最も短いフライト時間で行けるヨーロッパの国である（北極の上空を通過するため片道約9時間ほどで行けてしまうのだ）。

サウナーになった暁には、ぜひ一度は本場フィンランドのサウナにも足を運んでみてほしい。

サウナのために旅に出る「サ旅」

観光資源としてのサウナやサウナツーリズムという概念が一般化してきたことで、

サウナのために旅に出る「サ旅」も、今後ますます盛んになっていくだろう。

本田も今まではフィンランドやスイスに行きたいと思ったことなんてなかった。これまで僕の旅の中心は「食」であったから、特に美味しいもののイメージがなかったフィンランドやスイスにはあまり興味はなかったし、8年前、まだサウナにそこまでハマっていなかった時代にフィンランドへ行ったときには「もう二度と来ないだろうな」と思ったほどだった。

それが今では、フィンランドもスイスも大好きになって「すぐにでもまた行きたい」と思うようになった。言うまでもなく、サウナのためであり、サウナで旅ができるようになったのだ。

また、久しぶりに食べたフィンランド料理は以前よりかなり美味しくなっていて、この国の新たな魅力との出会いにも繋がった。

「サウナのためならどこまででも行く」「このサウナのためにわざわざ行きたい」、そうして人が動き、お金が動き、新しい出会いとともに文化も生まれていく。今、サウナはそうやって社会を回していく大きな歯車のようなものになりつつあるのである。

サウナで起きるイノベーション

冒頭でも少し紹介した通りだが、サウナには現在、本当にいろんなコラボレーションが起きている。

サウナとＤＪによるノリの良い音楽、サウナと有名レストランの料理、アウトドアサウナとキャンプとＢＢＱ、サウナとバイクと旅、ｅｔｃ……。

サウナというものが持つポテンシャルによるものなのか、本当にその組み合わせと可能性は無限大に広がっているように思われる。これからもきっとどんどん新たな組み合わせが生まれてくるし、僕らもまた新しいサウナの楽しみ方やライフスタイルを生み出して、提案し続けていくだろう。

そうしてたくさんのサウナのイノベーションが起き、老若男女のみんながサウナに入って楽しめる、そんな社会になったらいいなぁと思う。

おわりに

このたびは、本書を手に取ってくださり、またここまで読んで頂き、本当にどうもありがとうございました。

今回はビジネス×サウナというテーマで企画のお話を頂き、僕らが体感的に経験してきたことに、一緒にサウナの研究をしている加藤医師や多くのサウナー仲間のご意見を頂いてなんとか1冊にまとめることができました。

直接サウナでお話しすることは叶わず残念ですが、読者の皆さまに少しでもサウナの魅力が伝わり、「気持ちいいなぁ」「ととのったー!」と少しでもサウナでリラックスして頂けたら、嬉しいばかりです。

少しだけ昔のことを振り返らせて頂くと、僕らが互いにサウナーであることを知ったのは2016年9月のことでした。もともと僕らは10年以上の長い付き合いをしていましたが、函館で開催された世界料理学会というイベントへ松尾を連れて行ったときに、松尾がすさまじいサウナーであることがわかったのです。

連れてこられた松尾は当時あまりグルメに興味がなく、シェフやソムリエといった料理界の人たちと共通の話題がほとんどなかったため、自身の好きなサウナの話をするほかありませんでした。

料理学会の趣旨とまったく違う話ばかりするものだから、若干「何言っているんだ、この人」という雰囲気にもなりましたが、料理人の中にもサウナ好きな人はいて「じゃあ、明日の朝、入りに行こうぜ」となり、松尾が水風呂の気持ちよさを熱弁するうちに料理人たちはすっかりサウナにハマり、料理学会はいつのまにかサウナ学会になりました。

それから松尾はサウナを人に教えること（僕に言わせればサウナに「漬ける」こと）にますます熱が入り、札幌を訪れる経営者や著名人をランチ→サウナ→ディナーというコースでアテンドするうちに、いつのまにか「ととのえ親方」とも呼ばれるようになり、こうしてサウナを仕事にするようにもなりました。

サウナが繋いでくれたご縁と、サウナによって廻ってきた人生。なんだか不思議な感じもするけれど、振り返ってみるとなんて幸せだったのだろうと思います。

さて、本書はサウナに関する本でしたが、その裏にあるメッセージは「もっと気持ち良くなろうよ」ということであろうと思います。

今回僕らや取材してきた経営者たちの、サウナ以外の共通点を振り返ってみると、それはみんな極めて快楽主義的であるということでした。

僕らがサーフィンやトライアスロンに励んだり、美味しいものを食べに行ったり、イベントで盛り上がるのも、サウナに入るのも、結局のところただ「気持ちいい」「美味しい」「楽しい」という純粋な快楽に従っているだけのことなのです。

なぜか今の日本には「我慢して、努力すべき」とか「ラクするのはズルいことだ」みたいな社会の誰かに押し付けられた観念があったり、楽しくて幸せそうな誰かを見ると嫉妬したり批判したりするような人もたくさんいるけれど、僕たちは本来もっと気持ちよくなっていい。一度きりの人生なんだからめいっぱい楽しく、幸せになっていいんです。
そのための第一歩として、まずはサウナに行ってみてください。

本田直之
松尾大

編集協力　片瀬京子
ブックデザイン　三森健太（ＪＵＮＧＬＥ）
カバーイラスト　竹田嘉文
表紙写真　ＬＡＵＲＩ　ＨＹＴＴＩ
本文図版・イラスト　大野文彰（大野デザイン事務所）

middle-aged Finnish men.," Age and Ageing [2017 Mar 1;46(2):245-249]
• Laukkanen T, Kunutsor SK, Khan H, Willeit P, Zaccardi F, Laukkanen JA "Sauna bathing is associated with reduced cardiovascular mortality and improves risk prediction in men and women: a prospective cohort study." BMC Medicine [2018 Nov 29;16(1):219]
• Ketelhut S, Ketelhut RG. "The blood pressure and heart rate during sauna bath correspond to cardiac responses during submaximal dynamic exercise.," Complementary Therapies in Medicine [2019 Jun;44:218-222]
• John F. Helliwell, Richard Layard and Jeffrey D. Sachs "World Happiness Report 2019" (2019)
• Mark Bosworth "Why Finland loves saunas" BBC NEWS, 2013/10/1 https://www.bbc.com/news/magazine-24328773
• Mitchell Moffit & Gregory Brown "How Much Sleep Do You Actually Need?" AsapSCIENCE, 2014/7/27 https://youtu.be/SVQlcxiQlzI
•「パーフェクトサウナー　オリラジ・藤森慎吾の真実」一般社団法人日本サウナ・温冷浴総合研究所、2016/3/7 http://saunners.saunasoken.jp/interviews/1.html
•「コワーキングサウナを作ったサウナ部長に話を聞いたら、次世代の働き方の話になってしまった」ジモト情報発信メディアジモタツ、2019/3/6 https://www.jimotatsu.com/Work-Style/saunaclub-kickoff1.html

参考文献

- 公益社団法人日本サウナ・スパ協会「フィンランド式サウナ外交」フィンランド外務省事務次官（当時）ペルティ・トルスティラ氏（2010年5月第15回 国際サウナ会議における講演）
- 公益社団法人日本サウナ・スパ協会「フィンランドにおけるサウナ7世代」フィンランドの設計技師（故人）ペッカ・トミーラ氏（2010年5月第15回 国際サウナ会議における講演）
- 公益社団法人日本サウナ・スパ協会「本物のフィンランドサウナの楽しみ方」フィンランド サウナ協会（ISS）理事マルコ・ハマライネン氏（2009年6月日本サウナ・スパ協会 全国総会〔帯広〕における講演）
- 佐藤優『知の教室　教養は最強の武器である』文藝春秋（2015）
- 富永真琴「温度感受性TRPチャネル」、『Science of Kampo Medicine 漢方医学』、Vol.37 No.3 2013、pp.164(4)-175(15)
- 中山眞喜男『サウナあれこれ』公益社団法人日本サウナ・スパ協会
- 水田拓道、植屋清見、日丸哲也、永田晟、山本高司「サウナ入浴法の検討：―入浴時間の設定が生体諸機能に及ぼす影響―」（1975）
- 「平成29年国民健康・栄養調査報告書」厚生労働省（2018）
- Ernst E, Pecho E, Wirz P, Saradeth T "Regular sauna bathing and the incidence of common colds.," Annals of Medicine [01 Jan 1990, 22(4):225-227]
- Laukkanen T, Khan H, Zaccardi F, Laukkanen JA "Association between sauna bathing and fatal cardiovascular and all-cause mortality events," Journal of the American Medical Association Internal Medicine [2015 Apr;175(4):542-8]
- Laukkanen T, Kunutsor S, Kauhanen J, Laukkanen JA "Sauna bathing is inversely associated with dementia and Alzheimer's disease in

用語集

ロウリュ

フィンランド語で、ストーブに水をかけ蒸気を発生させること、または水蒸気そのものを指す。フィンランドのことわざで「サウナの魂」とも言われる。

オートロウリュ

一定時間ごとに自動的にストーブに水がかかるようになっている設備のこと。これによりサウナ室内が常に快適な湿度に保たれる。

セルフロウリュ

入浴者が自分自身でストーブに水をかけロウリュを行うこと。

アウフグース

「ロウリュ」を意味するドイツ語。ドイツでは基本的にスタッフがロウリュを行い、日本ではロウリュして熱波師がタオルで風を送るサービスのことを指す場合が多い。

ヴィヒタ

フィンランドのサウナで使用される白樺の葉を束ねたもの。サウナ室内に吊るして爽やかな香りを楽しんだり、身体を軽く叩いて血行を促進したりする。

熱波師

アウフグースサービスを行うスタッフ。訓練やスキルが必要な仕事のため、各施設のベテランは名物熱波師として有名になる。

ケロ

樹齢200年を超えるという特別な木材。芳醇な香りを放ち「木の宝石」と呼ばれる。ケロ材を用いたサウナはケロサウナと呼ばれ、プロサウナーにも評価が高い。

(温度の)羽衣

水風呂に入った際に、自分の身体からの放出熱によってできるぬるめの水温の膜のこと。この羽衣があることによって、冷たい水風呂にも心地よく入ることができる。

シングル

水温10℃未満、1桁台の水風呂。一般的に水風呂の最適な温度は16・5℃くらいなので、かなり冷たい。グルシンと呼ばれることもある。

バイブラ

浴槽の底から泡が出て浴槽に広がるお風呂

のこと。バイブラが入っている水風呂は羽衣ができないため体感温度が低くなる。

あまみ

サウナと水風呂の交代浴によって皮膚に出る赤いまだらのような模様。一見気持ち悪く見えるが、身体がきちんと反応している良い証拠でもある。（P75のコラム参照）

ととのう

サウナ、水風呂の後の外気浴時に感じられる、「ととのった!」と思わず声に出したくなるようなすごく気持ちいい状態

ととのい椅子

外気浴での休憩時に座るための椅子。

サウナストーブ

サウナ室でサウナストーンを温めるために使用されるストーブ。日本では電気式のものが多いが、薪式やガス式のものもある。

サウナストーン

サウナストーブの上に置かれる石。ここに水をかけてロウリュすると、石の上で瞬時に水が蒸発し水蒸気が発生する。

サウナー

サウナ愛好者。その道を極めたものはプロサウナーを自称し始める。

サウナハット

頭を熱から守るためにサウナ室内で着用する専用の帽子のこと。

サウナシート

サウナ室内で座る際にお尻の下に敷くシート。海外のサウナでは基本的に使用するのがマナー。

ホームサウナ

自らが本拠地にしている、地元などのお気に入りサウナ。

サフレ

サウナフレンドの略、サウナを通じてできた仲間や友達を指す。

サウナ飯

サウナ併設のレストランで提供される食事、もしくはサウナ後に食べるもの全般を指す。サウナに合うサウナ飯の探求もサウナの楽しみのひとつ。

サ旅

サウナを目的とした旅行のこと。

おすすめ作品

〔書籍〕
『マンガ サ道〜マンガで読むサウナ道〜』タナカカツキ、講談社
『サ道 心と体が「ととのう」サウナの心得』タナカカツキ、講談社
『はじめてのサウナ』文・タナカカツキ、絵・ほりゆりこ、リトル・モア
『人生が「楽」になる達人サウナ術』大久保徹 編・著、Pヴァイン
『公衆サウナの国フィンランド 街と人をあたためる、古くて新しいサードプレイス』こばやしあやな、学芸出版社
『フィンランドの幸せメソッド SISU（シス）』カトヤ・パンツァル 著、柳澤はるか 訳、方丈社
『ICEMAN 病気にならない体のつくりかた』ヴィム・ホフ&コエン・デ=ヨング 著、小川彩子 訳、サンマーク出版
『サウナあれこれ』中山眞喜男、公益社団法人日本サウナ・スパ協会
『オールドスモークサウナ』中山眞喜男、公益社団法人日本サウナ・スパ協会
『SAUNAS』中山英樹（同人誌）

〔ムック・雑誌〕
『サウナの教科書 大人のたしなみシリーズ 学研ムック』ゲットナビ編集部、学研パブリッシング
『小学館ムック saunner（サウナー）』saunner編集部、小学館
『Coyote No.60 SAUNA for Beginners』スイッチパブリッシング

〔写真集〕
『SAUNA』池田晶紀、ゆかいパブリッシング

〔ドラマ／映画／ラジオ〕
ドラマ『サ道』テレビ東京
ドラマ「サウナーマン〜汗か涙かわからない〜」ABCテレビ
映画『サウナのあるところ（原題：Steam od Life）』
サウナ番組「オリラジ藤森のThe SAUNNER 〜サウナｄｅアツアツ〜」GYAO SPORTS
ラジオ「マグ万平ののちほどサウナで」MROラジオ
ラジオ「渋にぃ×サウナー　サウにぃ」渋谷のラジオ

おすすめサイト

〔サウナ検索サイト／ホームページ〕
日本最大のサウナ検索サイト「サウナイキタイ」
https://sauna-ikitai.com/

サウナがみぢかになるサウナ専門口コミメディアサイト「サウナタイム」
https://saunatime.jp/

「SAUNACHELIN（サウナシュラン）」
https://www.saunachelin.com/

フィンランド政府観光局公式ホームページ
https://www.visitfinland.com/ja/

公益社団法人日本サウ・ナスパ協会ホームページ
https://www.sauna.or.jp

〔web連載〕
GOETHE「ととのえ親方のサウナ道」
https://goetheweb.jp/lifestyle/slug-n52c5d6d242fa

MADURO「"サウナ師匠"秋山大輔の家族でサウナ」
https://maduro-online.jp/621

〔ブログ〕
「サウナ、水風呂、大好き　湯守日記」
https://ameblo.jp/spasaunalove/

「サウナマスター「大阪サウナ風呂」」
https://ameblo.jp/saunamaster/

〔Facebook〕
「サウナ同好会」
https://www.facebook.com/groups/1890903007812507/

SPECIAL THANKS（五十音順、敬称略）

秋山大輔（TTNE株式会社、サウナ師匠）、稲本健一（株式会社ゼットン創業者、株式会社DDホールディングス取締役）、岩田リョウコ（コラムニスト、イラストレーター）、エレガント渡会（ニコーリフレ支配人、熱波師）、大橋直誉（フードキュレーター）、小原嘉久（御宿　竹林亭／御船山楽園ホテル代表）、加藤容崇（北斗病院／慶應義塾大学医学部腫瘍センターゲノム医療ユニット医師）、川田直樹（コクヨ株式会社サウナ部部長／サウナ部アライアンス代表／フィンランドサウナアンバサダー）、川邊健太郎（ヤフー株式会社代表取締役社長最高経営責任者）、北村尚武（株式会社楽帆代表取締役社長）、木村英太（TTNE株式会社）、久志尚太郎（NEW STANDARD株式会社代表取締役）、小橋賢児（LeaR株式会社代表取締役）、小西利行（コピーライター、株式会社POOL CEO）、こばやしあやな（『公衆サウナの国フィンランド』著者）、笹野美紀恵（サウナしきじ）、塩谷隆太（形成外科専門医・医学博士、サウナドクター）、タナカカツキ（マンガ家、日本サウナ大使）、東海林美紀（写真家）、西生吉孝（共栄観光株式会社〔湯らっくす〕代表取締役）、沼田晃一（フィンランド大使館商務部観光担当）、濡れ頭巾ちゃん（サウナー、ブログ「サウナ、水風呂、大好き　湯守日記」著者）、野尻佳孝（株式会社テイクアンドギヴ・ニーズ取締役会長）、野田豊加（株式会社Plan・Do・See代表取締役）、浜野清正（株式会社萬世閣代表取締役社長）、浜田岳文（Foodie、旅人）、林克彦（株式会社北海道ホテル取締役社長）、福井仁美（タレント、サウナー）、古川久美子（TTNE株式会社）、マグ万平（お笑いタレント）、松本日出彦（松本酒造株式会社取締役、杜氏）、持田智之（株式会社9GATES.代表取締役）、YO-KING（ミュージシャン）、森實敏彦（株式会社タマディック代表取締役社長）、米田行孝（株式会社ウェルビー代表取締役）、若林幹夫（公益社団法人日本サウナ・スパ協会理事・事務局長）、渡辺泰生（TBSテレビプロデューサー）、渡邊友彦（NHKディレクター）、渡部建（タレント）

巻末サウナガイドへの掲載をご許諾頂きましたサウナ施設・ホテルの皆さま

巻末特典

今すぐ行きたい!
日本・世界の名サウナ

Domestic & Overseas
Recommended Sauna

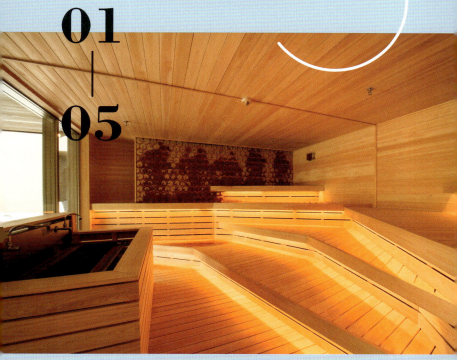

01
|
05

※掲載の情報は2019年9月時点のものであり変更の可能性がございます。最新の情報につきましては各施設へお問い合わせください。

SAUNA GUIDE 01

首都近郊のおすすめサウナ

Recommended Sauna Around Tokyo

天空のアジト マルシンスパ

男性専用　笹塚

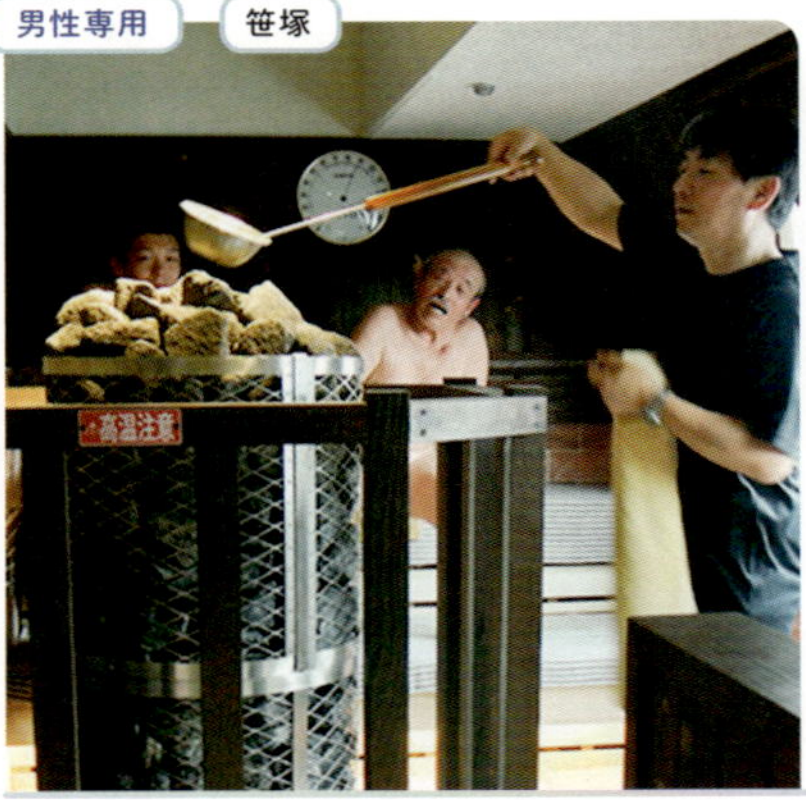

完璧にととのえる男の隠れ家

巨大なIKIストーブを完備し、パワフルなロウリュを体験できるハイレベルなサウナが魅力。浴槽を改装した水風呂も深くて広い。地上11Fのととのいスペースは電車の音も心地良く、晴れた日には富士山も見える。まさに「サウナ→水風呂→外気浴」ので「ととのう」ための理想空間であり、若手サウナーからの人気も高い。

住所：東京都渋谷区笹塚1-58-6 マルシンビル10F ／電話番号：03-3376-5225 ／営業時間：24時間営業／定休日：第1月曜日（祝祭日除く、変更の可能性あり）、元日（臨時休業する可能性あり）／料金：通常入浴（12時間）2,500円、3時間2,000円、90分1,500円、深夜割増あり／アクセス：京王線「笹塚」駅より徒歩1分／ HP：http://marushinspa.jp/

オアシスサウナ アスティル

男性専用 新橋

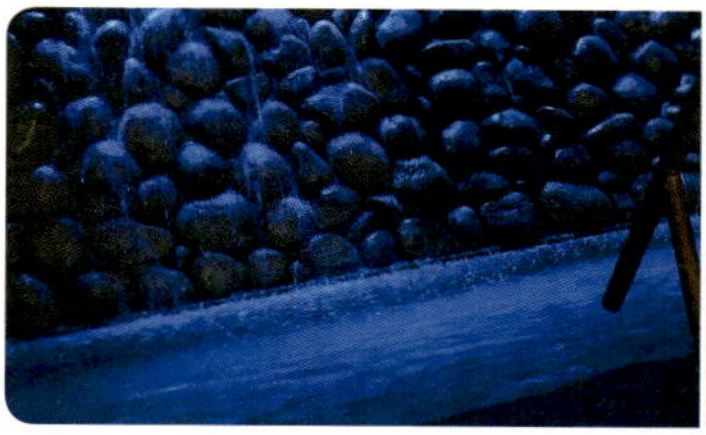
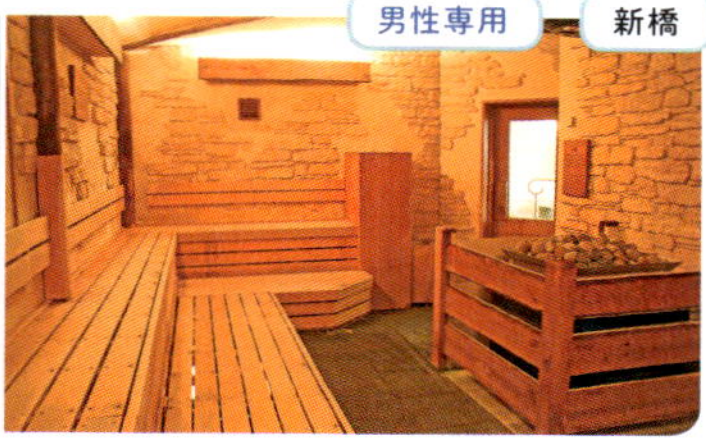

サラリーマンのための癒し空間

新橋駅から徒歩1分とサラリーマンに便利なロケーションにある男性専用サウナ。サウナ室は15分に一度自動でロウリュされ湿度もバッチリ、光による演出も楽しい。青くライトアップされた冷たい水風呂は、静かな考え事に最適。テルマベッド（暖房の入っているタイルベッド）での休憩は、心地良すぎてついつい寝てしまいそうなほど。

住所：東京都港区新橋3丁目12番3号 アスティル新橋ビル3・4階／電話番号：0120-484-537／営業時間：12:00～翌10:00／定休日：年中無休／料金：通常入浴（5時間）2,980円、2時間1,980円、1時間：1,480円、フリータイム、ハッピーアワーあり／アクセス：JR「新橋」駅烏森口より徒歩1分／HP：https://www.oasissauna.jp/

スカイスパ YOKOHAMA

女性にオススメ 横浜

みなとみらいの街並みと、海の見える絶景スパ

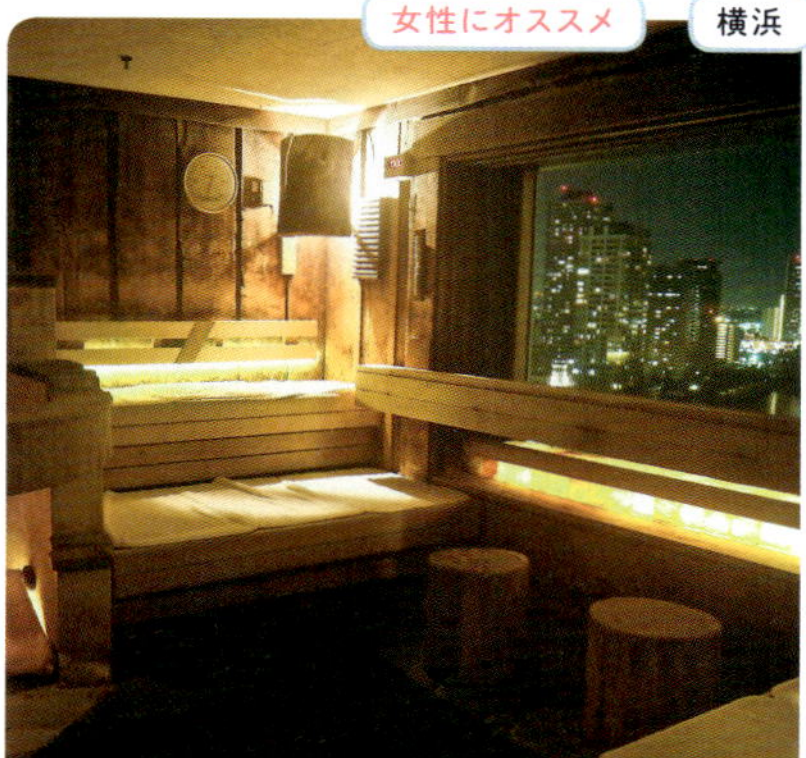

横浜スカイビル14Fにある女性にも人気のスパ施設。大きな窓からみなとみらいの景色が楽しめる、本格的なフィンランド式サウナが魅力。通常のアウフグースサービスのほか、サウナストーンに氷水をかけるエクストラ・アウフグースでは、圧倒的な熱と蒸気が楽しめる。広くて冷たい水風呂と、休憩スペースからの眺めもGood◎

住所：神奈川県横浜市西区高島2-19-12 スカイビル14F／電話番号：045-461-1126／営業時間：10:30～翌9:00／定休日：年中無休／料金：一般入浴（5時間）2,450円、2時間2,050円、1時間1,450円ほか※平日17時以降入館及び土日祝日の5時間を超えるご利用の際は1時間毎330円の延長料金あり／アクセス：JR・市営地下鉄・私鉄「横浜」駅東口より徒歩3分／HP：https://www.skyspa.co.jp/

タイムズ スパ・レスタ

女性にオススメ　池袋

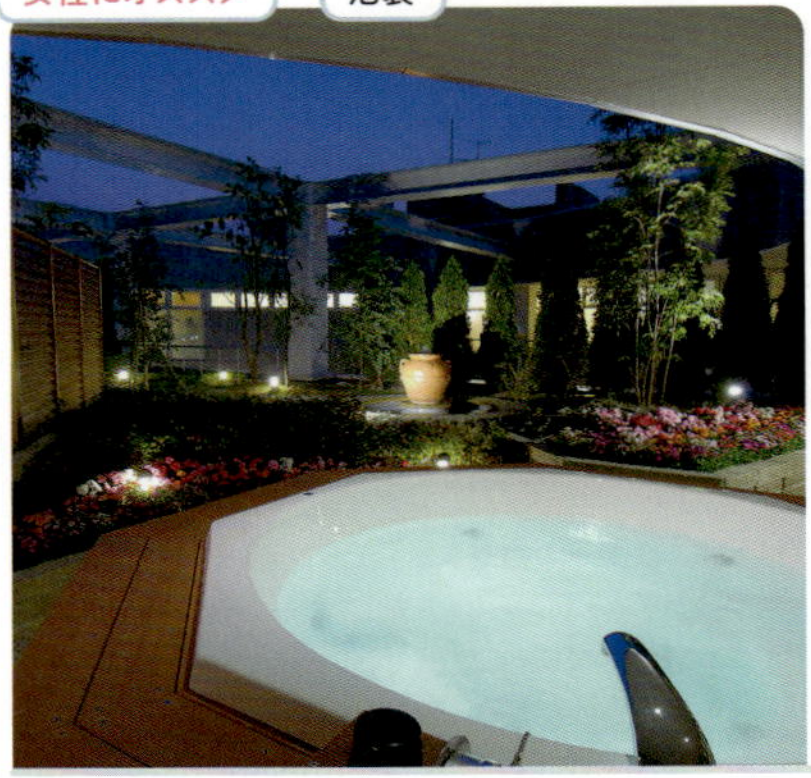

露天風呂で映画も観れちゃう！ 都心の楽園

週替わりで映画も上映されている露天風呂が人気な、池袋のお洒落なスパ。オートロウリュで程良い湿度が保たれたフィンランドサウナ15℃の水風呂（いずれも男湯のみ）、がっつり冷水が浴びられる桶シャワーはプロサウナーからも人気。初心者にも優しい温度のミストサウナ（女湯のみ）ではヨガイベントも開催。

住所:東京都豊島区東池袋4-25-9 タイムズステーション池袋10階～ 12階（フロント11階）／電話番号:03-5979-8924 ／営業時間:11:30 ～翌9:00 ／定休日:不定休／料金:一般入浴2,850円、スピード利用（100分以内）2,100円、休日割増料、深夜割増料あり／アクセス:東京メトロ有楽町線「東池袋」駅2番出口より徒歩３分、JR·西武池袋線·東京メトロ「池袋」駅東口より徒歩８分／ HP:http://www.timesspa-resta.jp/

adam・eve

西麻布

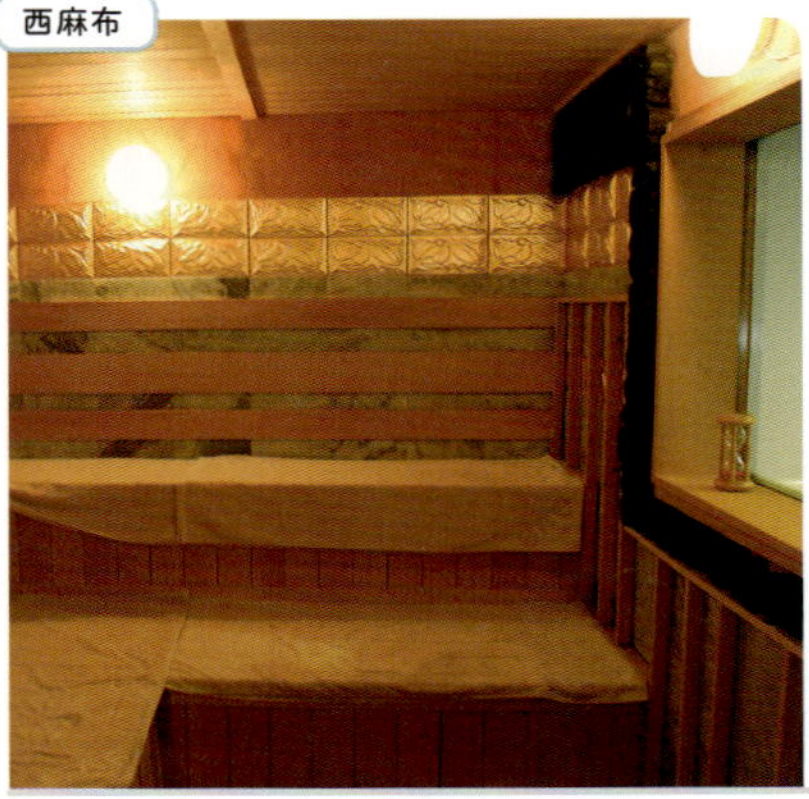

一度は行きたい！ ディープスポット

芸能人やスポーツ選手もお忍びで通うと言われている、サウナー憧れの高級サウナ。タトゥーやサウナパンツを着用しての入浴もOKと、その自由な雰囲気が魅力。韓国式のアカスリやマッサージなど、エステのコースも充実している。サウナ室内からドリンクのオーダーも可能で、サウナードリンク「オロポ」発祥の地とも言われている。

住所：東京都港区西麻布3-5-5 ／電話番号：03-5474-4487（男性）03-5474-4490（女性）／営業時間：24時間営業／定休日：年中無休／料金：通常入浴料（7時間）3,990円／アクセス：東京メトロ・都営大江戸線「六本木」駅より徒歩10分／ HP：https://adamandeve.biz/

スパ&カプセル ニューウイング

男性専用　錦糸町

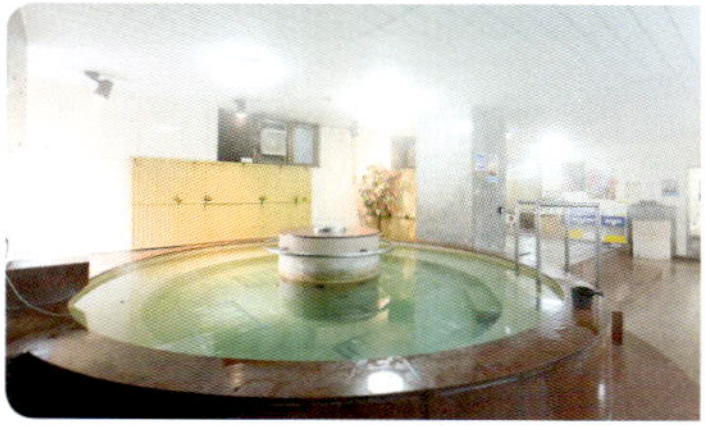

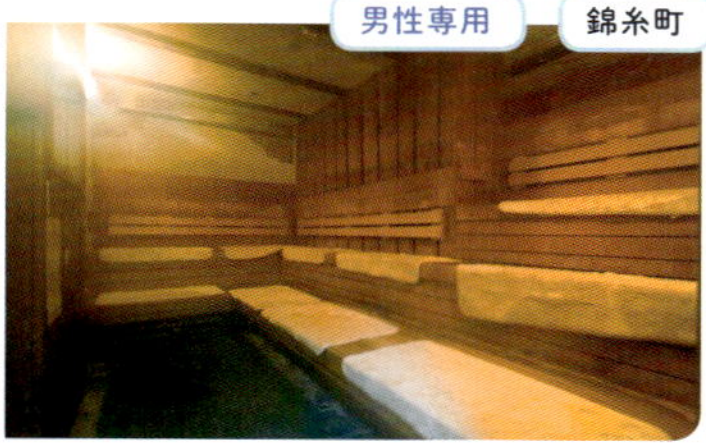

支配人のこだわりがたっぷりつまったアツいサウナ

床下のストーブに水をぶちまけて蒸気を起こす、珍しいボナサームサウナとセルフロウリュ可能な低温サウナ。のびのび泳げる15℃の巨大プール。送風機から良い感じの風が送られるととのい椅子。「ととのう」ためのすべてが細部まで計算されており、支配人の努力と愛に汗だけでなく涙も流れるサウナの名店。

住所:東京都墨田区江東橋2-6-11／電話番号:03-3846-1311／営業時間:24時間／定休日:年中無休／料金:2時間1,800円、4時間2,000円、カプセル 4,200円(会員3,900円)、他早朝カプセルプランなどあり／アクセス:JR総武線・東京メトロ半蔵門線「錦糸町」駅より徒歩3分／ HP:http://spa.new-wing.com/

バーデと天然温泉 豊島園 庭の湯

男女で入れる　豊島園

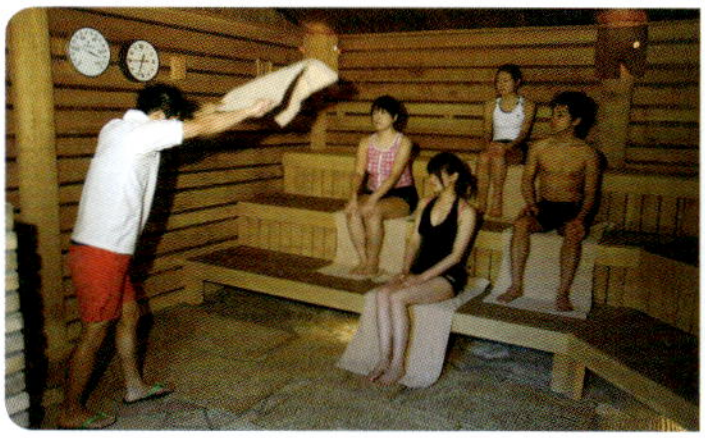

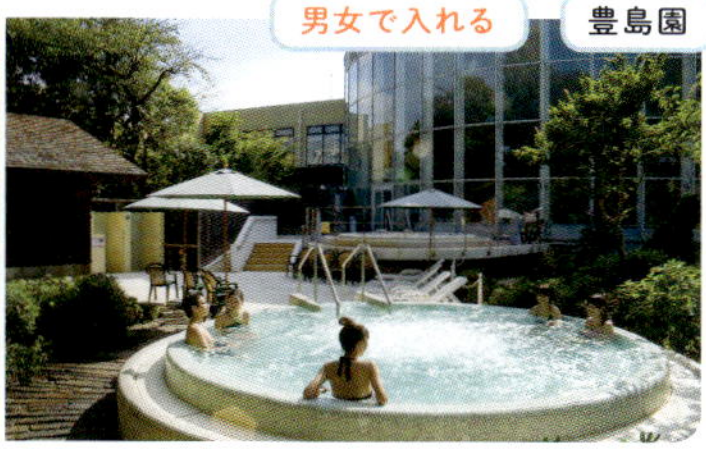

カップルで行くならここ!

通常の温浴ゾーンのほか水着着用で入浴するバーデゾーンがあり、男女一緒にフィンランドサウナを楽しむことができる。1日5回、アウフグースのサービスあり。屋外のお風呂とサウナを取り囲む日本庭園もその特徴で、緑の中でジャグジーのお風呂につかったり、外気浴をすることもできる、デートに最適なスパ。

住所:東京都練馬区向山3-25-1／電話番号:03-3990-4126／営業時間:10:00 ～ 23:00(最終受付22:00)／定休日:なし(メンテナンス実施日〈11月予定〉は臨時休業)／料金:一般2,350円、ナイトスパ(18:00以降)1,320円、全日回数券(11回)23,650円／アクセス:西武池袋線「豊島園」駅より徒歩1分、都営大江戸線「豊島園」駅A2出口より徒歩2分／ HP:http://www.niwanoyu.jp/niwa/

東京ドーム天然温泉 Spa LaQua

女性にオススメ　後楽園

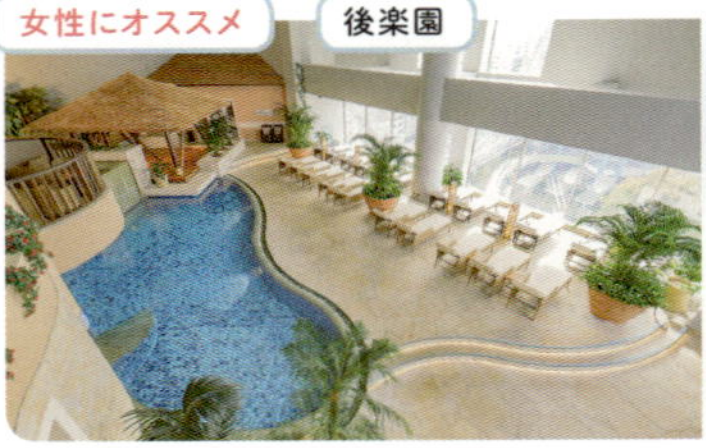

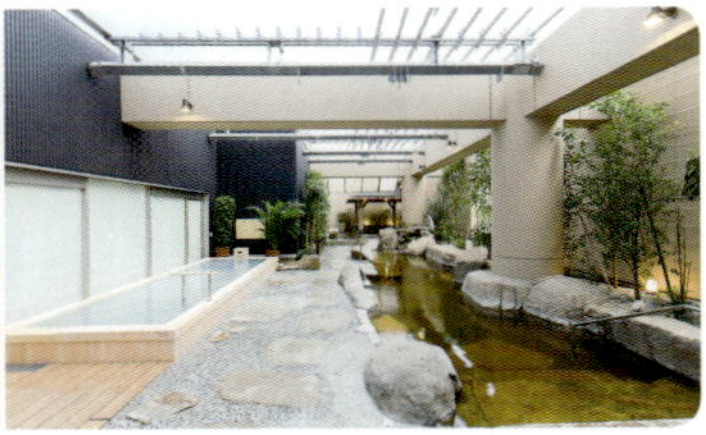

いろいろ楽しめる都心にある大人のリゾート

お風呂、サウナ、トリートメントサロンやレストランも充実している、東京ど真ん中の巨大な温浴施設。2017年のリニューアルを受けて本格的なフィンランドサウナも導入され、セルフロウリュができるようになった。また後楽園駅からすぐという抜群の立地もその魅力。東京ドームで遊んだ後はスパ ラクーアで疲れを癒そう。

住所:東京都文京区春日 1-1-1 東京ドームシティLaQua 5 ～ 9F（フロント6F）／電話番号:03-3817-4173／営業時間:11:00 ～翌朝9:00（浴室:8:30、露天風呂:7:30まで）／定休日:不定休（HP参照）／料金:入館料大人2,900 円、6～ 17歳2,090円、ヒーリング バーデ880円、その他深夜割増料金、休日割増料金あり、詳細はHP参照／アクセス:東京メトロ「後楽園」駅より徒歩1分／ HP:https://www.laqua.jp/spa

サウナ&カプセルホテル北欧

男性専用　上野

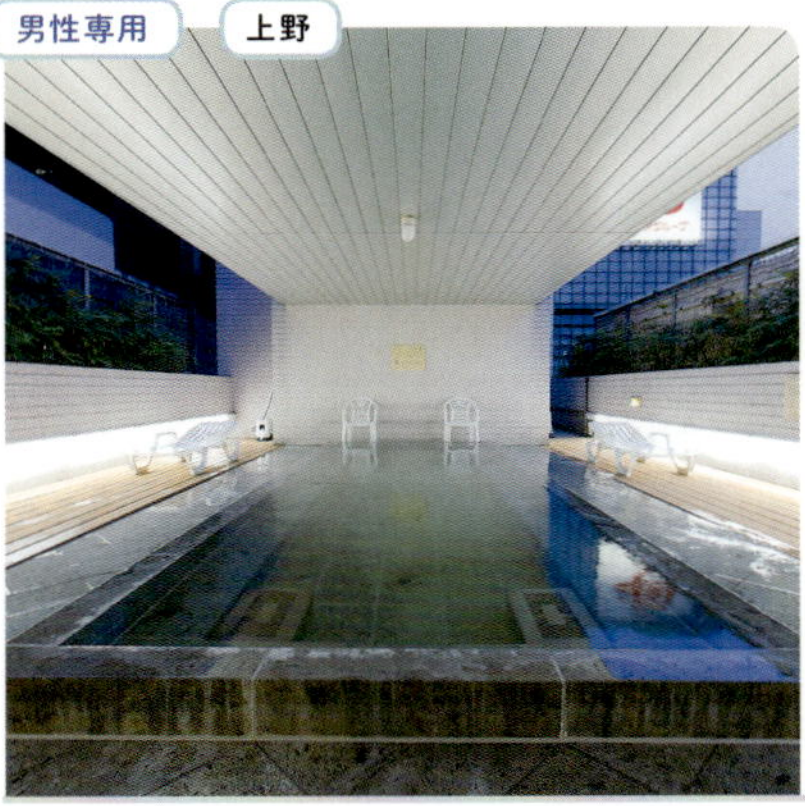

非日常なととのいスペースでのんびり

爽やかな風が入り空の見える大露天風呂と、その脇にあるととのいスペースが魅力のサウナ&カプセルホテル。サウナは100℃超えのパワフルなドライタイプで思いっきり発汗することができ、キリッと冷たい水風呂とのコントラストが気持ちいい。名物のサウナ飯「北欧カレー」も忘れず食べてほしい。

住所：東京都台東区上野7-2-16／電話番号：03-3845-8000／営業時間：24時間営業（4:00～5:00は清掃のため入浴不可）／定休日：なし／料金：3時間1,350円、12時間2,200円、その他深夜料金などあり。1泊料金サウナ付き4,200円～／アクセス：JR「上野」駅浅草口より徒歩1分／ HP：https://www.saunahokuou.com

SAUNA RESORT ORIENTAL
（サウナ・リゾートオリエンタル）

男性専用　赤坂

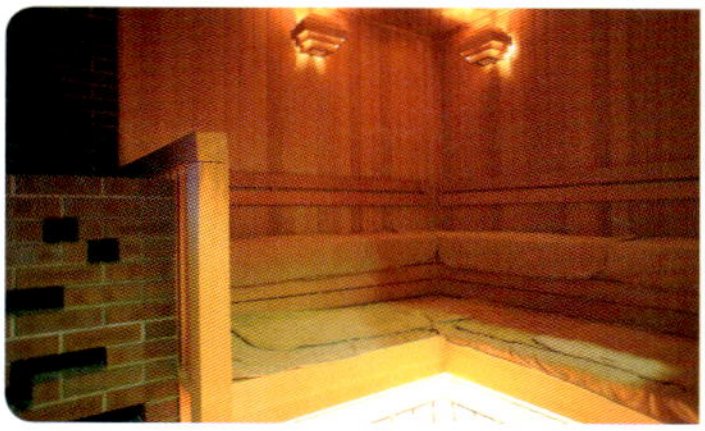

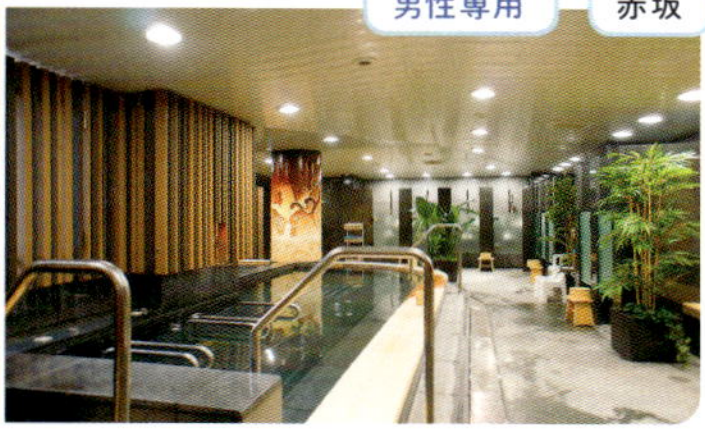

外国人にもおすすめしたいおしゃれなサウナ

和風でモダンな内装が素敵な、赤坂にあるサウナ施設。サウナ室は100℃超えのドライなタイプ。大きなうちわであおぐアウフグースはとにかく熱く、どんどん脱落者が出る玄人向けの仕様。2019年5月に改装されたばかりの水風呂は、11℃とキンキン。この温度差がクセになる、大人のためのリラックス空間。

住所：東京都港区赤坂3-19-3／電話番号：03-6435-5381／営業時間：24時間営業（2:00～5:00は清掃のため入浴不可）／定休日：年中無休／料金：1時間1,300円、3時間2,500円、8時間4,500円、他回数券あり／アクセス：東京メトロ「赤坂見附」駅から徒歩2分、「赤坂」駅より徒歩3分／HP：https://sauna-oriental.com/

THERMAL SPA S.WAVE

男女で入れる　大磯

週末デートに最適！
海の見えるリゾート・スパ

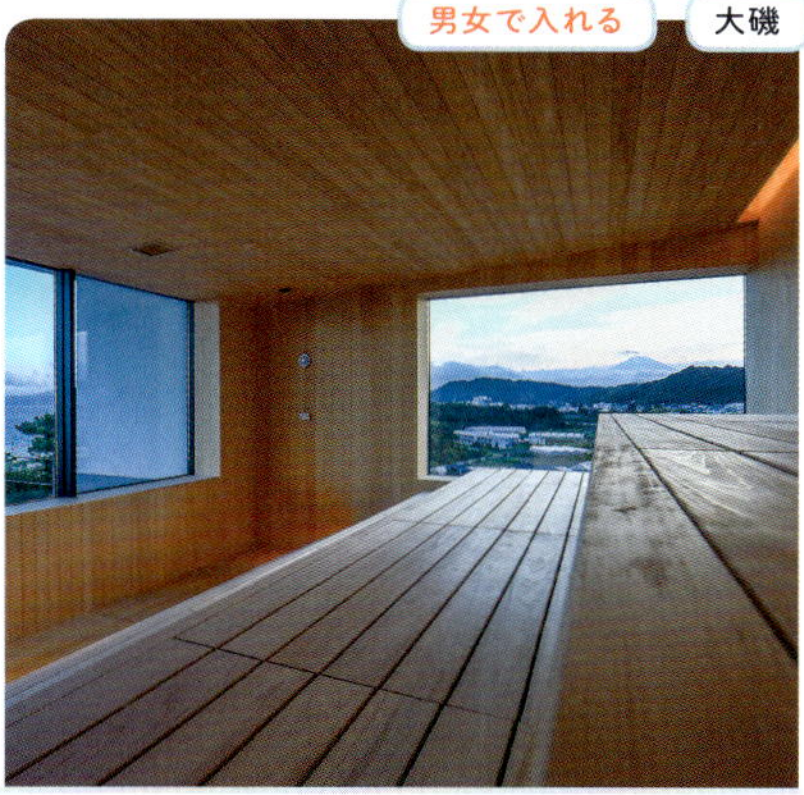

全てのエリアで水着を着て男女一緒に入ることができる、大磯プリンスホテル付属のスパ施設。4種類のサウナがあり、入浴しながらオーシャンビューを楽しむこともできる。クールダウンは水深1.2mの水風呂のほか、人工雪の舞うアイスルームや4種類のシャワーなど充実。東京から車で約1時間とアクセスも便利。ぜひカップルで訪れたい。

住所:神奈川県中郡大磯町国府本郷546 大磯プリンスホテル内／電話番号:0463-61-1111（代表）／営業時間:6:00～24:00（最終受付　外来:17:00、宿泊者:23:30）／定休日:年中無休／料金:おとな ¥4,500 / 小学生 ¥2,000 / 未就学児 無料、大磯プリンスホテルに宿泊の場合は無料／アクセス:東京から車で約1時間、東海道本線「大磯」駅から路線バスで約13分／ HP: https://www.princehotels.co.jp/oiso/spa/

SPA&HOTEL 舞浜ユーラシア

舞浜

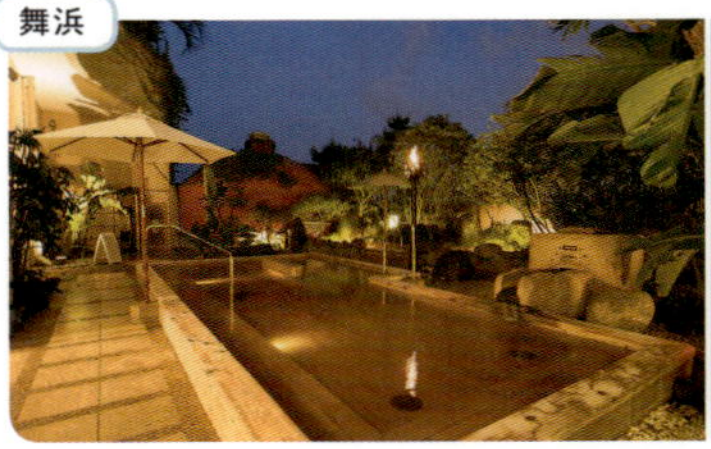

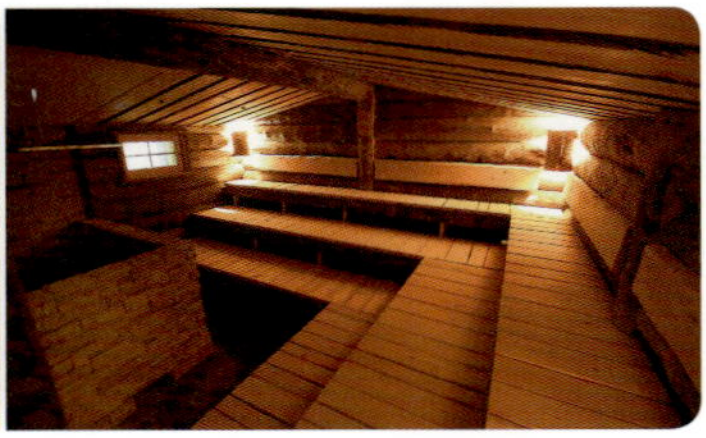

サウナーたちの夢の国

東京ディズニーリゾートからのアクセスが良く、ファミリーにもオススメのホテル&スパ。サウナは男湯女湯３種類ずつと充実しており、中でも「木の宝石」と呼ばれる貴重な木材・ケロ材を使用したケロサウナは、プロサウナーも思わず食指が動く一品。テーマパークで１日遊んだ後は、サウナに入って疲れを癒そう。

住所：千葉県浦安市千鳥13-20／電話番号：047-351-4126（代表）／営業時間：11:00 ～翌9:00（2:00 ～ 5:00は入浴不可）／定休日：年中無休／料金：（平日）2,100円、（土日祝）2,610円、会員割引、朝風呂料金、深夜追加料金などあり／アクセス：JR京葉線「舞浜」駅、東京メトロ東西線「浦安」駅より無料送迎シャトルバスあり／ HP: http://www.my-spa.jp/

アクア東中野

東中野

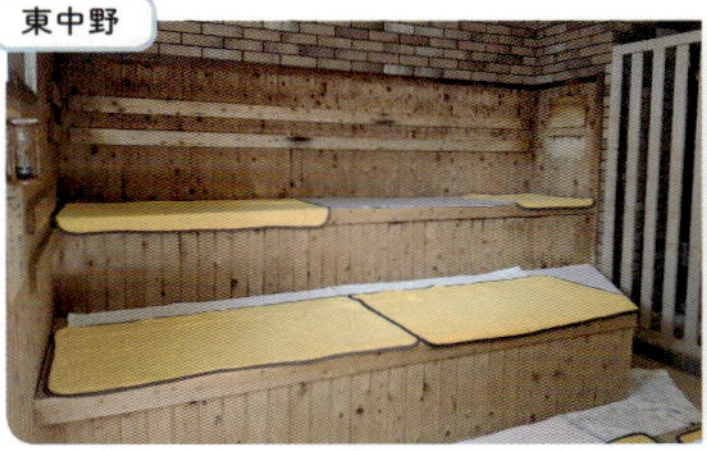

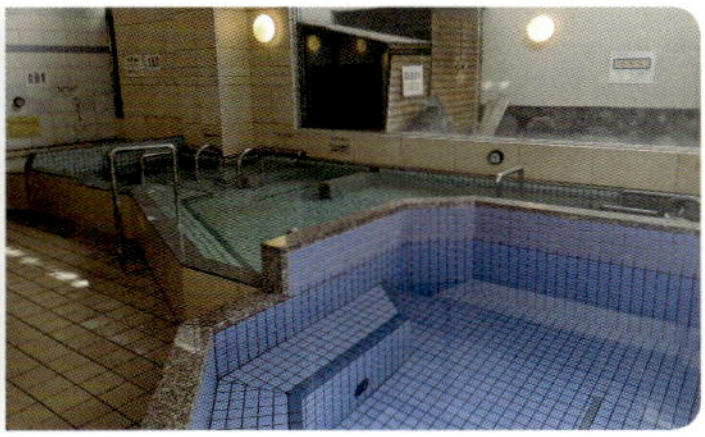

キンキンの水風呂と屋外プールが魅力

“アクア”の名の通り、水へのこだわりがたっぷり詰まった街中の銭湯。すべての浴槽とシャワーで超軟水を使用しており、上がった後はお肌もすべすべになる。バイブラ入りで16℃と冷ための水風呂と、屋外プールが特徴で、サウナに入った後はのびのび泳ぎながらクールダウンすることもできる。

住所：東京都中野区東中野4−9−22／電話番号：03-5330-1126／営業時間：15:00 ～ 24:00／定休日：月曜日（祝日の場合は翌日休）／料金：サウナ使用入浴料960円（お風呂のみの場合は460円）／アクセス：JR・都営大江戸線「東中野」駅より徒歩２分／ HP：なし

東京染井温泉 Sakura

女性にオススメ　巣鴨

都会の喧騒から離れて大きなサウナと水風呂でリラックス

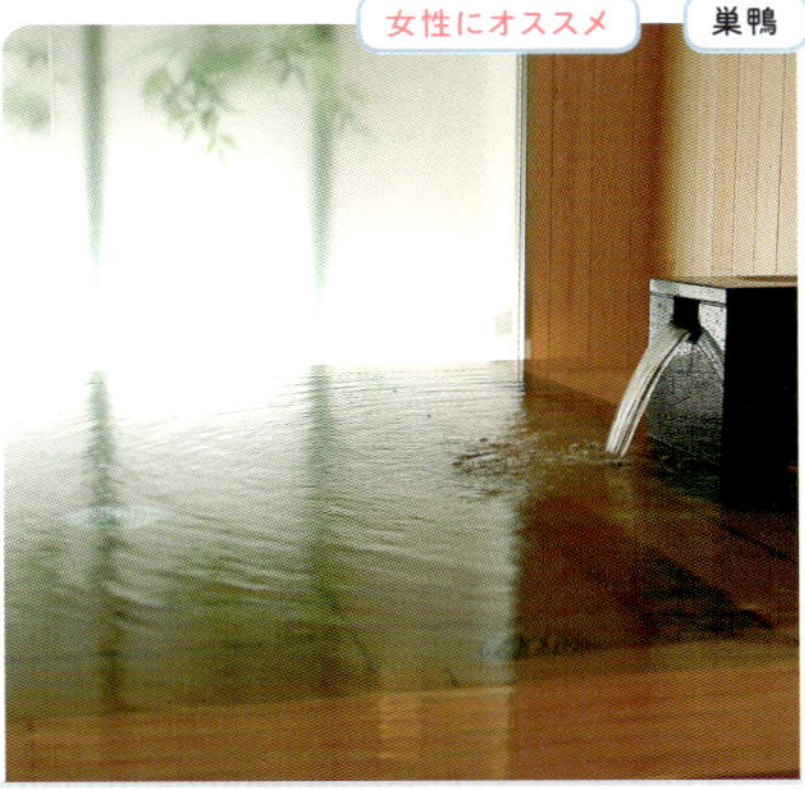

巣鴨の住宅地の中にあり、旅館のような和の雰囲気が素敵な温浴施設。スタジアム型の大きなサウナが特徴的。7段のひな壇状になっており、好みや体質に合わせて好きな温度帯で入浴可能、オートロウリュで湿度も程良く調整されている。また、広く深めの水風呂もサウナーに支持される理由のひとつ。

住所：東京都豊島区駒込5-4-24／電話番号：03-5907-5566／営業時間：10:00～23:00（22:30受付終了）／定休日：年中無休／料金：1,320円／アクセス：JR・東京メトロ「駒込」駅より徒歩10分、JR・都営三田線「巣鴨」駅より徒歩6～8分（無料送迎シャトルバスあり）／HP: http://www.sakura-2005.com/

箱根湯寮

箱根

箱根旅行はここで〆よう

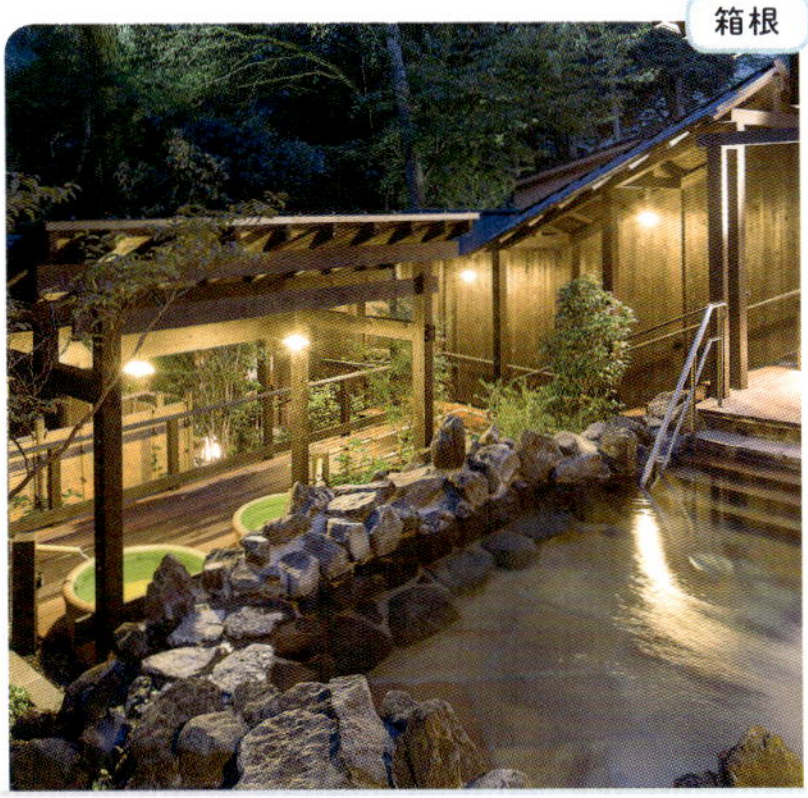

美しい自然の中でゆったりとした時間を過ごすことができる箱根の日帰り温浴施設。1時間ごとに実施されるロウリュウサービスは、サウナストーンにアロマ水をかけ舞い上がった蒸気を大きな団扇で仰いでくれるので発汗作用に効果大、イベント感覚でも愉しめる。首都圏最大規模の19室の貸切個室露天風呂や、本格囲炉裏料理も魅力。

住所：神奈川県足柄下郡箱根町塔之澤4／電話番号：0460-85-8411／営業時間：平日10:00～21:00（最終受付20:00）、土休日10:00～22:00（最終受付：21:00）／定休日：年中無休（メンテナンス不定期）／料金：中学生以上1,500円、小学生750円／アクセス：箱根登山鉄道「箱根湯本」駅から無料送迎バスで3分／HP: https://www.hakoneyuryo.jp/

SAUNA GUIDE 02

出張・旅行に！ご当地サウナ

For Business Trips and Travel!
Local Sauna

ニコーリフレ

男性専用　札幌

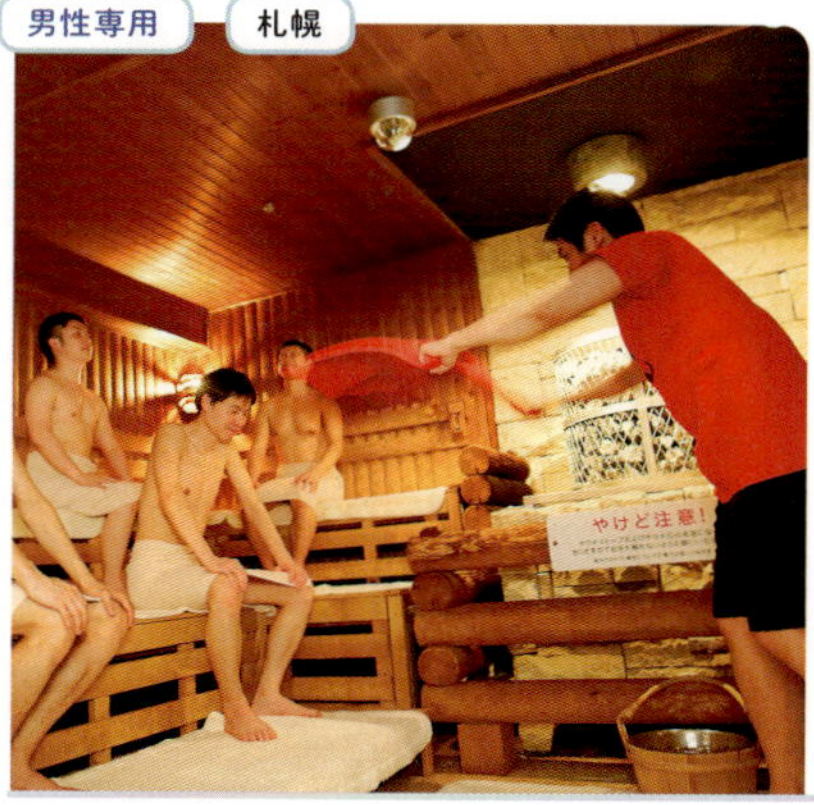

熱波師と常連さんの絆に感動！

エレガント渡会氏をはじめ、数々の有名熱波師を輩出してきた名門。アウフグースサービスの際には、常連客から「1、2、サウナー！」の大きな掛け声がかかり、その絆の強さがうかがえる。備長炭を使用した水風呂や水素水のお風呂などサウナ以外も充実しており、札幌に行く際にはぜひ訪れたい。

住所：北海道札幌市中央区南3条西2丁目14番地　ニコービル4F／電話番号：011-261-0108／営業時間：24時間営業（4:00～5:00は清掃のため入浴不可）／定休日：年中無休／料金：一般料金3,300円、会員割引、深夜料金あり／アクセス：札幌市営地下鉄「すすきの」駅より徒歩3分、JR「札幌」駅より徒歩15分／HP：http://www.nikoh.info/

スカイリゾートスパ「プラウブラン」

女性にオススメ　札幌

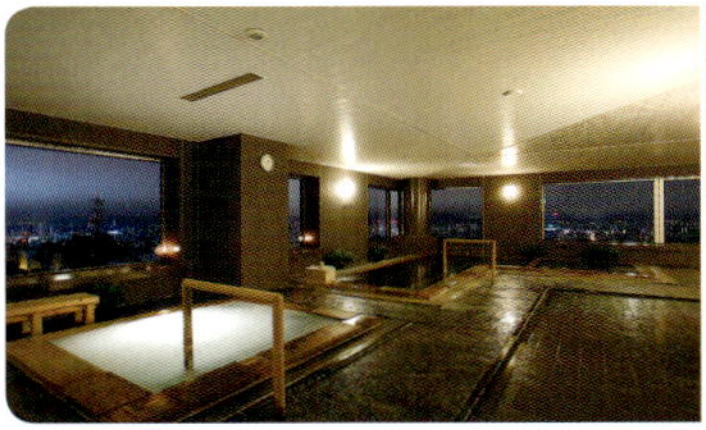
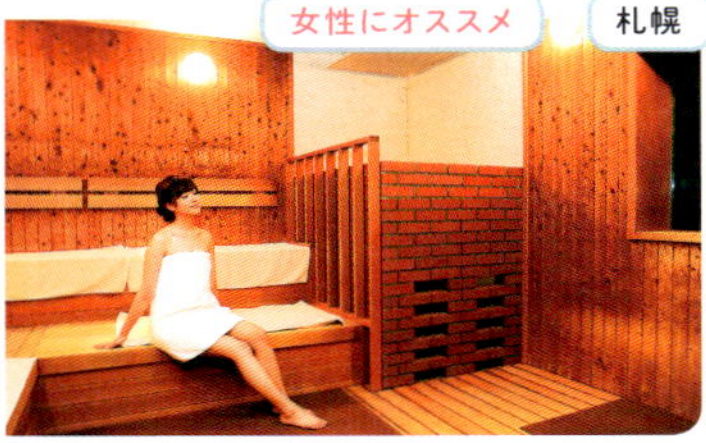

札幌の景色を眺めながら贅沢なひととき

フィンランドサウナのほか、アロマの香りが良いスチームサウナもリラックス効果が高くおすすめで、スチームサウナでは窓から札幌の街並みを楽しむことができる。水風呂はしっかりクールダウンできる深めのつくり。休憩スペースの大きな窓からも景色を望むことができ、夜景を見ながらゴージャスにととのうのもGood◎

住所：北海道札幌市中央区北5条西2-5 JRタワーホテル日航札幌22階／電話番号：011-251-6366
営業時間：11:00 ～ 23:30（最終受付 23:00）／定休日：年中無休／料金：2,960円（ご宿泊の場合は1,690円）／アクセス：JR「札幌」駅より徒歩3分、地下鉄「さっぽろ」駅より徒歩5分／ HP：https://www.jrhotels.co.jp/tower/spa/

洞爺湖万世閣ホテルレイクサイドテラス

女性にオススメ　洞爺湖

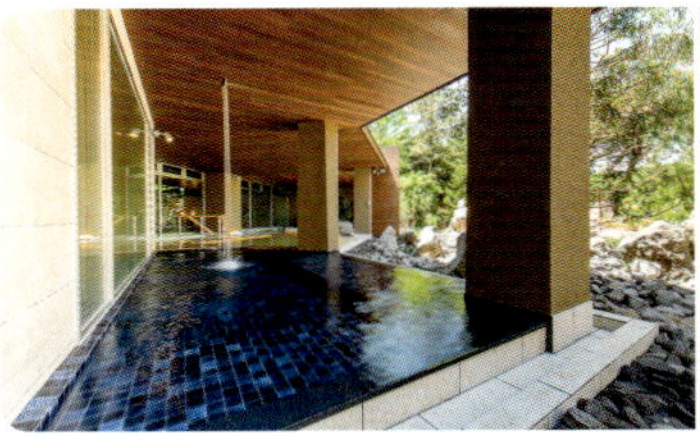
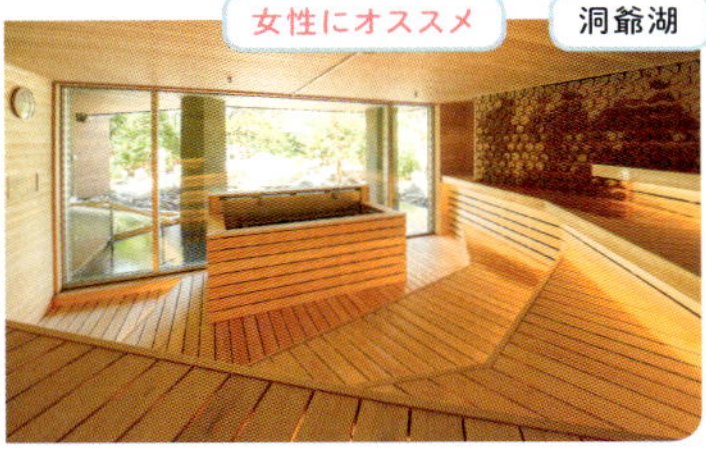

洞爺湖のほとりで最高のサウナを楽しむ

2種類の大浴場がありこのうち「月の湯」のサウナはTTNEがプロデュースした自信作。MISA製完全オーダーメイドの大型ストーブが設置されたサウナは30分に一度檜を使用した壁に自動的に水がかかる「オートウォーリュ」により常に快適な湿度が保たれている。旧内湯を改装した大型の露天水風呂は洞爺湖の水を使用しており嬉しい冷たさ。

住所：北海道虻田郡洞爺湖町洞爺湖温泉21番地／電話番号：0142-73-3500 ／営業時間：7:00 ～ 10:00、13:00 ～ 21:00（最終受付20:00、男女入れ替えあり）／定休日：年中無休　※設備点検による休館日あり／料金：中学生以上1,100円、3歳～小学生550円／アクセス：JR「洞爺」駅から道南バス・徒歩で約30分、JR「札幌」駅 から送迎バスで2時間半（宿泊者専用・有料・予約制）／ HP：https://www.toyamanseikaku.jp/

LOG HOTEL THE MAPLELODGE

岩見沢

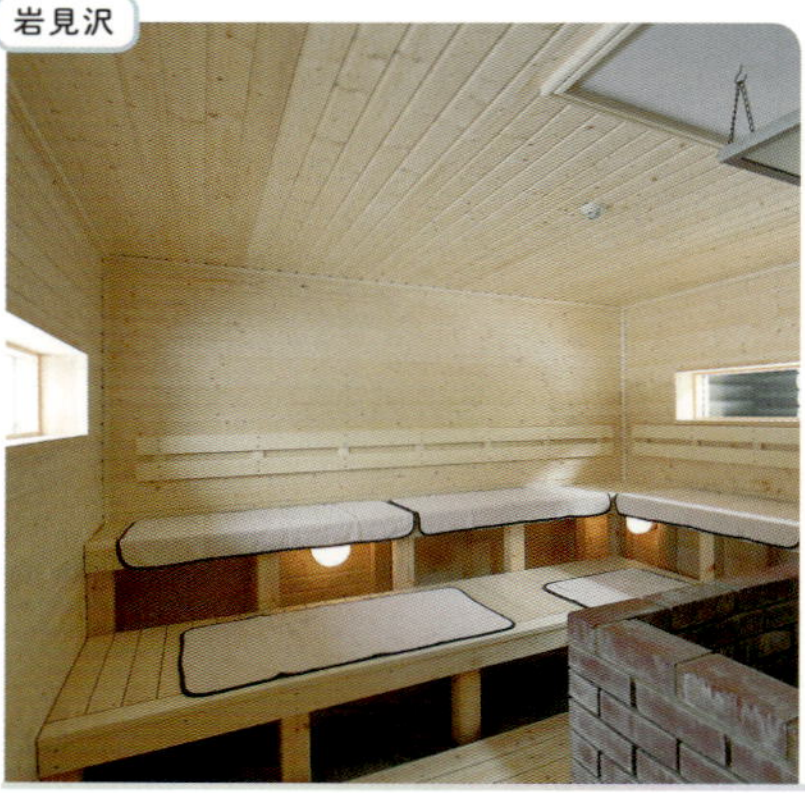

北海道の自然を全身で感じる

日帰り入浴も可能な、ロッジに付属の温泉・サウナ施設。森の中にあり、天然温泉と森林浴を同時に楽しむことができる。フィンランド式サウナはセルフロウリュ可能と本格的。源泉かけ流しの露天水風呂も特に好評で、冬には純白の雪景色を見ることもできる。自然派サウナーにはぜひおすすめしたいサウナだ。

住所:北海道岩見沢市毛陽町183-2／電話番号:0126-46-2222／営業時間:11:00 〜 20:00（最終受付19:00）／定休日:年中無休／料金:大人 800円、小人 250円（回数券あり）／アクセス:岩見沢市街より車で20分、札幌より車で60分（有料自動車道利用の場合）／HP:https://www.maplelodge.or.jp/

森のスパリゾート 北海道ホテル

女性にオススメ　帯広

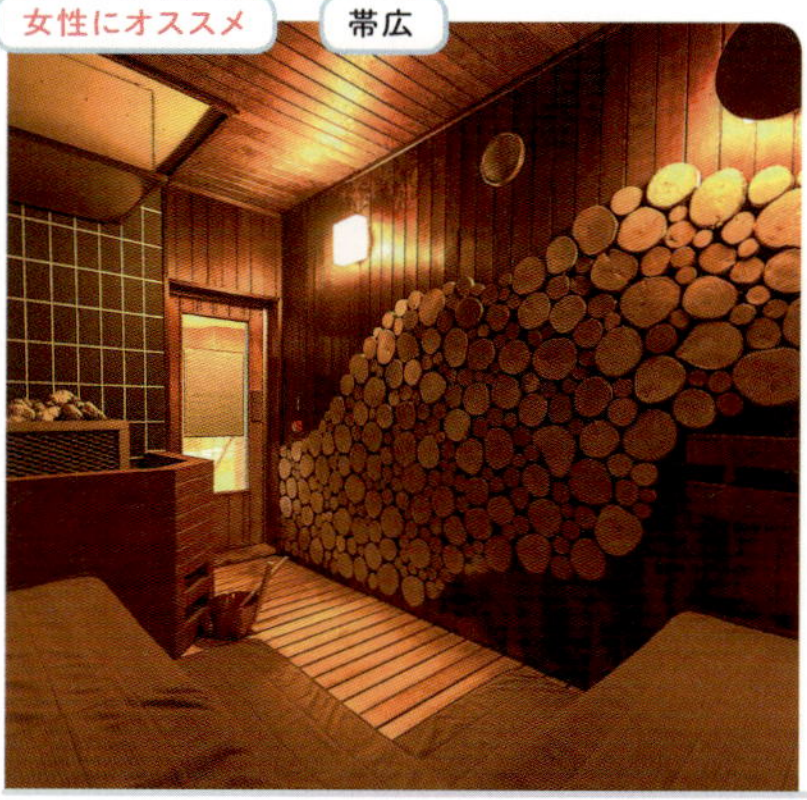

新しくなった本格サウナと、日本一の水風呂にうっとり

自然の中にあるスパリゾートで、サウナは2019年6月にリニューアルされたばかり。サウナストーンには漢方薬にも使われる十勝産の麦飯石が使用されており、そこにモール温泉をかけると壁の白樺の香りがじわっと広がる。水風呂に使用されている帯広市の水道水は「日本一」に選ばれた札内川などを水源としており、肌あたりもなめらか。

住所:北海道帯広市西7条南19丁目1番地／電話番号:0155-21-0001／営業時間:5:30 〜 9:30、14:00 〜 21:00／定休日:年中無休／料金:大人（午後）1,500円、大人（朝）1,000円、小学生以下500円／アクセス:JR「帯広」駅より徒歩15分／HP:https://www.hokkaidohotel.co.jp/

源泉掛け流し しあわせの湯

黄土サウナとお母さんのごはんで、心も体もほっこりと

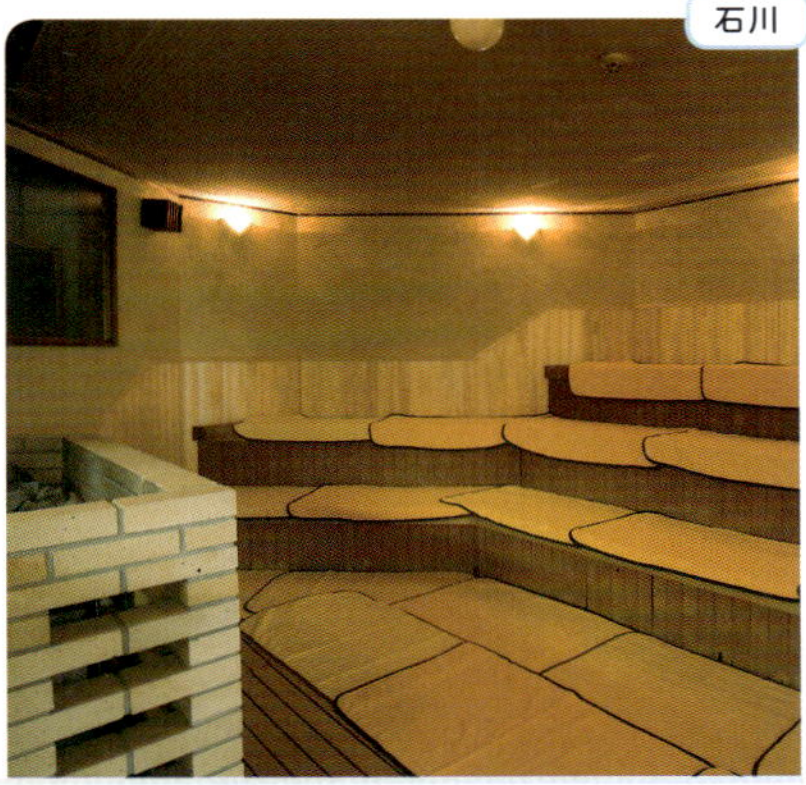
石川

源泉掛け流しの温泉と、中国の黄土高原の堆積土・黄土を利用した黄土サウナが特徴の温泉施設。黄土にはミネラルが豊富に含まれ遠赤外線の浸透効率が良いため、美容や疲労回復効果の高い天然素材として現在注目を集めている。定食屋「ことこと家」のご飯もおすすめ。サウナに入った後は、優しいお母さんの味でほっこりしよう。

住所：石川県野々市市横宮町6-3／電話番号：076-248-1126／営業時間：平日・土10:00～0:00、日祝9:00～0:00／定休日：毎月第3木曜日／料金：（大人）600円、（子供）290円／アクセス：北陸鉄道「野々市」駅より徒歩5分／HP：http://shiawasenoyu.co.jp/

Sauna Lab

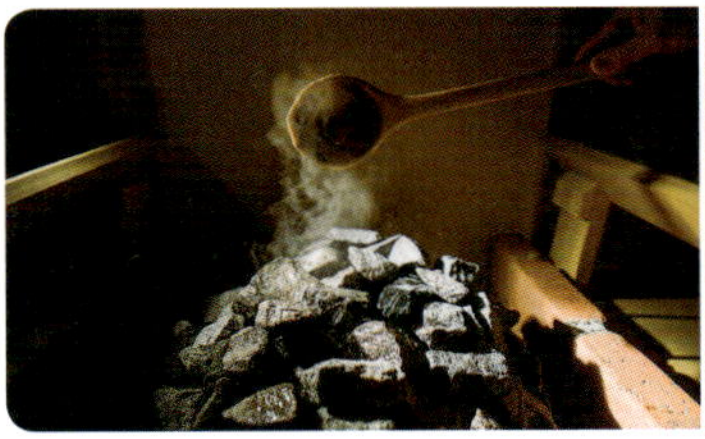

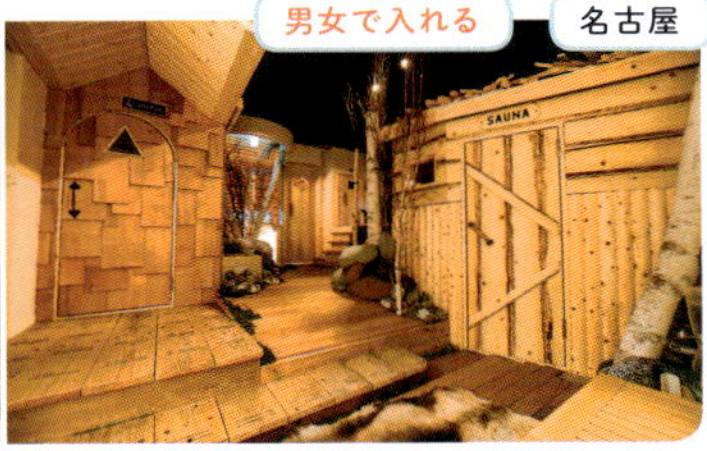

男女で入れる
名古屋

最新サウナの実験・研究室

革新的なサウナでサウナーを魅了し続ける、ウェルビー系列の新しいサウナ施設。絵本の中のようなかわいらしい空間で女性にもおすすめ。貸切予約をすれば男女一緒に入浴することもできる。4～5種類の様々なサウナがありすべてのサウナでセルフロウリュ可。ここからどんな新しいサウナが生まれるのか、今後が楽しみなサウナ施設だ。

住所：愛知県名古屋市中区栄3-9-22 グランドビル8F／電話番号：052-238-2131／営業時間：11:00～19:00／①11:00～16:30（女性専用）、②17:00～18:30（男性専用）、③19:00～21:00 Forest Sauna / Ice Sauna貸切プラン有り／定休日：不定休／料金：2,700円／アクセス：名古屋市営地下鉄「栄」駅から徒歩7分／HP：http://saunalab.jp/

WELLBE 栄店

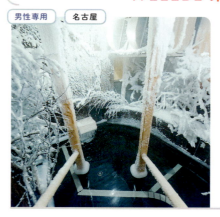

男性専用　名古屋

フィンランドよりフィンランドらしい、国内最高峰のサウナ

アウフグースサービスの行われるサウナのほか、セルフロウリュやヴィヒタの使用が楽しめる「森のサウナ」が人気。フィンランド最北端の地ラップランドの自然を再現したアイスサウナは、室温−35°C、水温3°Cとなかなか体験できない極寒の仕様となっている。休憩スペースにも白樺があり、とことんフィンランドらしさを味わえる。

住所:愛知県名古屋市中区栄3-13-12／電話番号:052-262-1126／営業時間:24時間営業／定休日:年中無休／料金:2,570円、会員割引あり、深夜料金あり／アクセス:名古屋市営地下鉄「栄」駅より徒歩5分／HP:https://www.wellbe.co.jp/sakae/

サウナしきじ

静岡

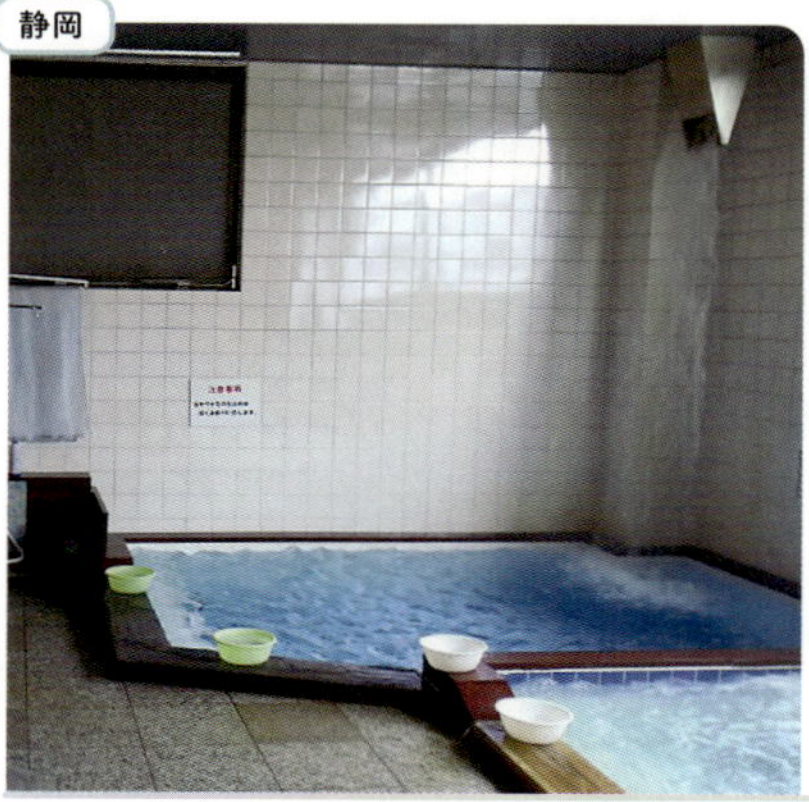

一度は行きたい！サウナの聖地

サウナ愛好家から聖地と崇められるサウナ。サウナはフィンランドサウナと薬草サウナの2種類。薬草サウナはオーナー自ら買い付けたこだわりの薬草を使用しており爽やかな香りでリラックスできる。しかし最大の魅力は「まるで母胎にいるよう」と表現されるほど質の良い水風呂。飲むこともでき記念に水を持って帰る人もいるとか。

住所:静岡県静岡市駿河区敷地2-25-1／電話番号:054-237-5537／営業時間:24時間営業／定休日:年中無休／料金:(男性)平日1,400円、土日祝日1,600円(女性)900円、タイムサービス、深夜宿泊料金あり／アクセス:市内バス「登呂コープタウン」下車より徒歩3分、JR「静岡」駅より車で約15分／HP:http://saunashikiji.jp/

サウナ&カプセルホテル ルーマプラザ

男性専用　京都

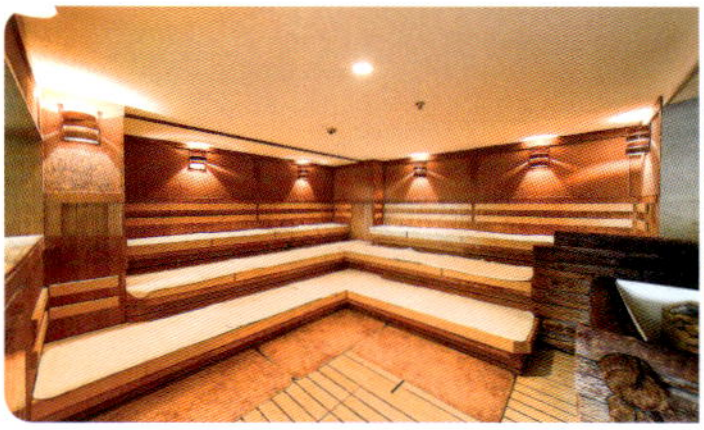

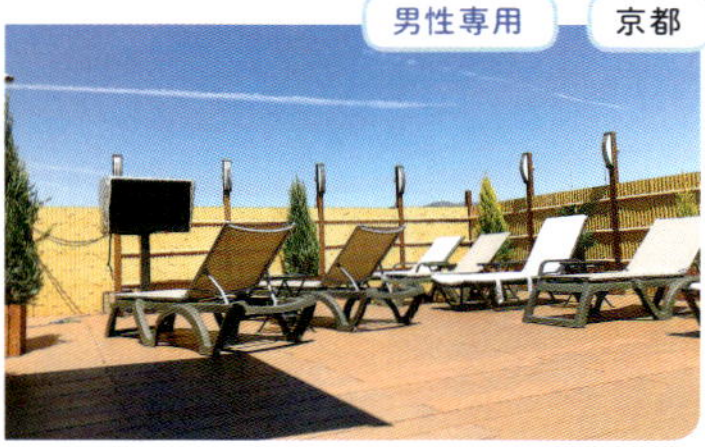

京都旅行にぴったりのサウナ

祇園のど真ん中と、京都観光にも便利のロケーションにあるサウナ&カプセルホテル。サウナはロウリュサービスのあるフィンランド式サウナと塩サウナの２種類がある。おすすめは屋上の露天風呂と休憩スペース。デッキチェアが置いてあり横になって休むこともできる。京都の街並みを眺めながら、お出かけ前にととのおう。

住所：京都府京都市東山区祇園町南側575／電話番号：075-525-0357／営業時間：9:00～23:00
定休日：年中無休／料金：一般料金2,300円、２時間2,000円、モーニングコース、ナイトコースあり
アクセス：京阪本線「祇園四条」駅より徒歩４分、阪急「河原町」駅より徒歩７分／HP：https://www.rumor-plaza.jp/

サウナ&スパ カプセルホテル 大東洋

男性専用　大阪

大阪ならここに行きたい！老舗サウナ

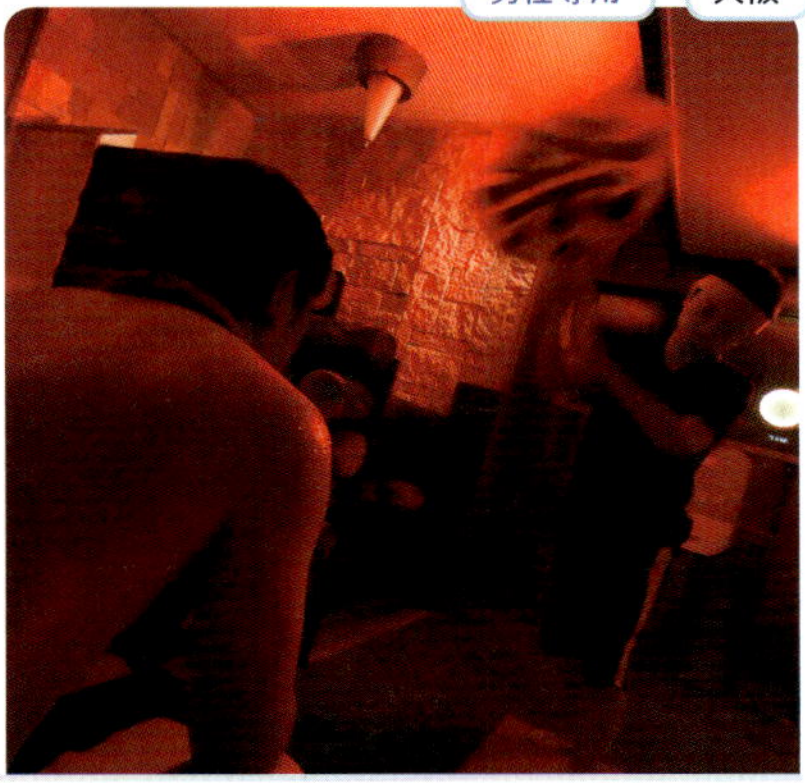

サウナは3種類あり、特に90℃のロッキーサウナでは頻繁にロウリュサービスがあり、パワフルロウリュ、おかわりロウリュなど、バラエティ豊かなロウリュが楽しめる。水風呂の水温は14℃（イベント時は９～10℃）とかなり通好みの冷たさ。ととのいスペースは露天風呂のわきにあり、屋外でくつろぎながら外気浴することができる。

住所：大阪府大阪市北区中崎西２丁目1-9 観光ビル大東洋／電話番号：06-6312-7522／営業時間：12:00～翌10:00／定休日：年中無休／料金：一般料金2,100円、１時間1,100円、早朝割引、深夜割増料金あり／アクセス：地下鉄谷町線「中崎町」駅より徒歩３分、JR「大阪」駅、地下鉄・阪急・阪神「梅田」駅より徒歩10分／HP：https://www.daitoyo.co.jp/spa/

神戸サウナ&スパ

男性専用　神戸

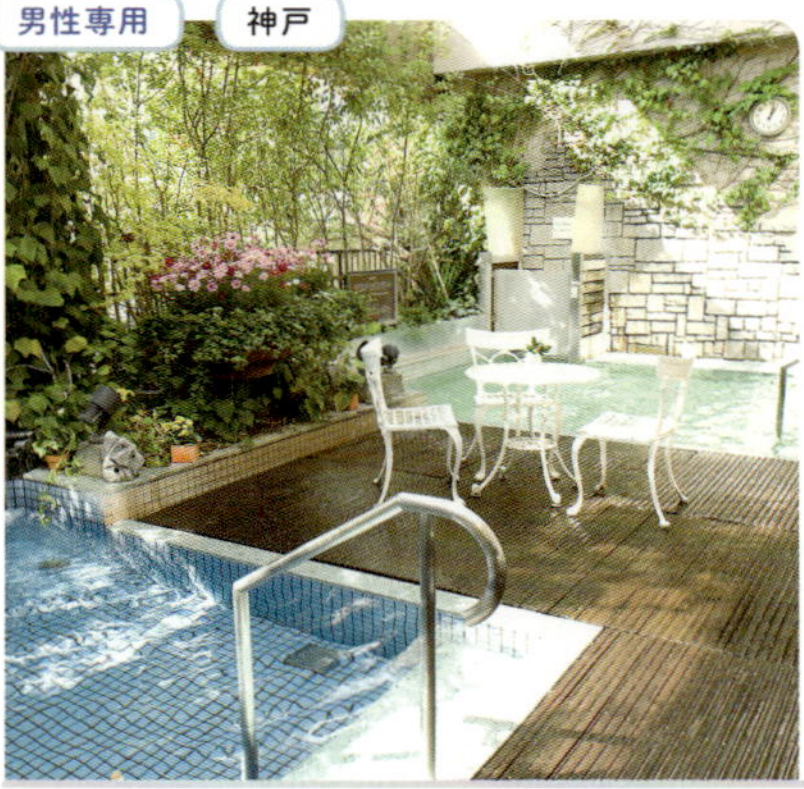

神戸で行くならココ！

ヨーロピアンな内装がお洒落なスパ&カプセルホテル。メインサウナでは20分に1回と日本一頻繁にロウリュサービスが行われている。もうひとつのフィンランドサウナではセルフロウリュ可でヴィヒタも用意されており本格派にもたまらない充実ぶり。水風呂は露天にありそのまま外気浴でととのえる。神戸に行くときはぜひ立ち寄りたい。

住所：兵庫県神戸市中央区下山手通２丁目2-10／電話番号：078-322-1126／営業時間：8:00～翌10:00／定休日：年中無休／料金：2,700円、学生割引、各種割引コースあり、深夜料金あり／アクセス：地下鉄・阪急「三宮」駅より徒歩１～３分、JR「三ノ宮」駅より徒歩５分／HP：http://www.kobe-sauna.co.jp/

天然温泉 びざんの湯（ホテルサンルート徳島内）

徳島

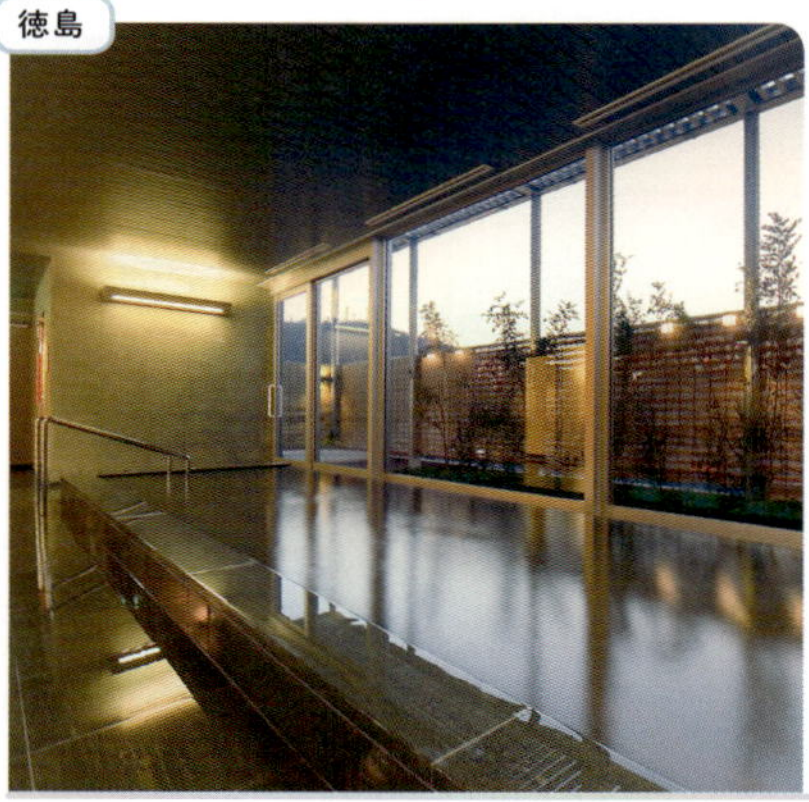

万葉集にも詠まれている眉山を眺めながら

ホテルサンルート徳島の最上階にあり、眺めがとても良い大浴場「天然温泉　びざんの湯」。徳島駅からのアクセスも良好。天然温泉とサウナのほか、屋外にあるややぬるめのジャグジー風呂と、見晴らしの良い外気浴スペースがその魅力。眉山や周りの山々の景色を見ながらととのおう。

住所：徳島県徳島市元町１丁目5-1／電話番号：088-653-8111／営業時間：7:00～20:00（ご宿泊のお客様は6:00～24:00）／定休日：年中無休／料金：7:00～12:00：530円、12:00～20:00：730円／アクセス：JR「徳島」駅から徒歩１分／HP：http://www.sunroute-tokushima.com/

WELLBE 福岡店

男性専用　福岡

シングルの水風呂が楽しめる

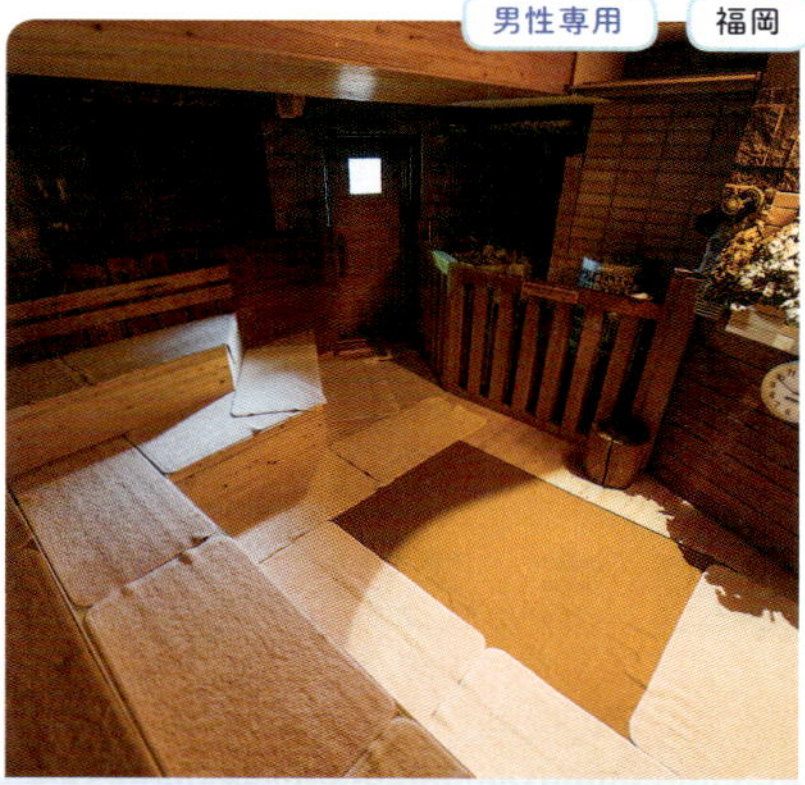

ケロ材を使用したケロサウナや日本古来の一人用サウナ・からふろ、室温−25℃のアイスサウナなどバラエティ豊かなサウナが楽しめる。水風呂は5℃と20℃の2種類があり、シングル（水温1桁台）好きにはたまらない。また、人気のアウフグースサービスは、お笑い芸人・博多華丸氏のものまねでも取り上げられている。

住所：福岡県福岡市博多区祇園町8-12 ロータリー大和ビル2F ／電話番号：092-291-1009 ／営業時間：24時間営業／定休日：年中無休／料金：一般料金2,370円、2時間1,670円、会員割引、早朝割引あり　※改訂可能性あり／アクセス：JR「博多」駅より徒歩10分／ HP：https://www.wellbe.co.jp/fukuoka/

湯らっくす

熊本

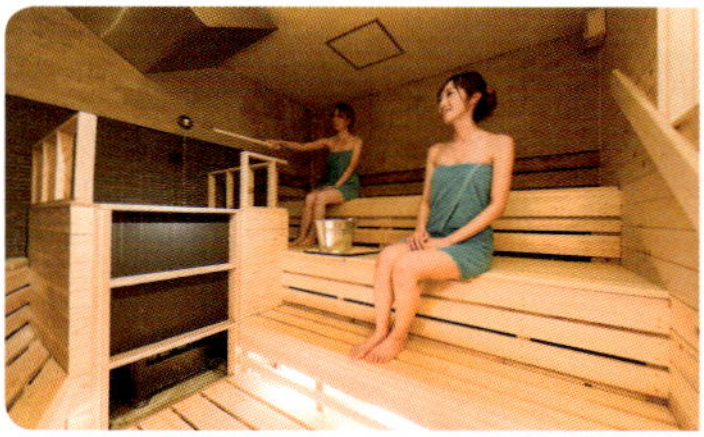

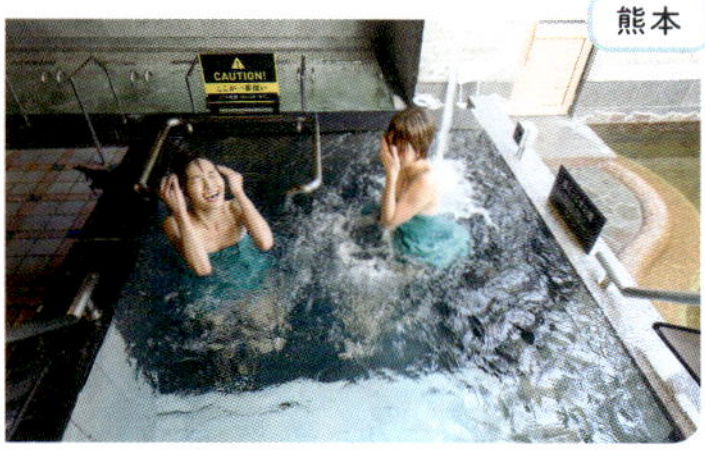

このサウナに入るためだけに、熊本に行く価値がある

サウナは「アウフグースサウナ」「メディテーションサウナ」「備長炭蒸風呂」の3種類があり、メディテーションサウナではセルフロウリュやヴィヒタの使用可と、本格的なサウナ文化が楽しめる。水風呂は男性171cm、女性153cmと日本一の深さを誇り100％の天然水で水質も最高。“MAD MAX”ボタンを押すことで、100lの迫力の滝に打たれることもできる。

住所：熊本県熊本市中央区本荘町722 ／電話番号：096-362-1126 ／営業時間：10:00 ～翌8:00 ／定休日：年中無休／料金：1,300円（温泉・サウナのみ利用の場合は590円）、深夜割増料金あり／アクセス：JR「平成」駅より徒歩3分、JR「熊本」駅よりタクシーで5分／ HP：https://www.yulax.info/

SAUNA GUIDE 03

サウナのために泊まる! ホテルサウナ

Stay for The Sauna!
Hotel Sauna

天然温泉 加賀の湧泉 ドーミーイン金沢

金沢

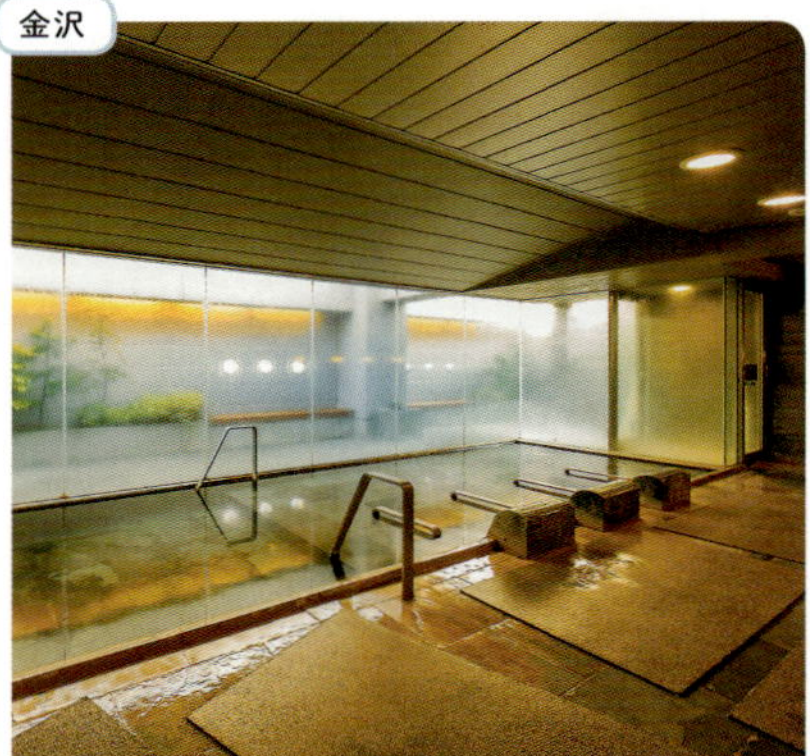

オーナーのサウナ愛と禅を感じるホテルサウナ

ビジネスホテルでありながら、「金沢ではドーミーインしか泊まれない」とサウナーから評判のホテル。サウナ室はテレビがなくヒーリングミュージックが流れており、深くリラックスできる空間になっている。外気浴スペースは、丸い窓から風が入ってくるようになっており、コンパクトながら「ととのう」ためにすべて計算がされている。

住所:石川県金沢市堀川新町2-25／電話番号:076-263-9888／営業時間:15:00 ～翌9:00(サウナのみ深夜0:00 ～翌5:00は利用休止)／定休日:年中無休／料金:ご宿泊のお客さまのみ入浴可、1泊8,490円～／アクセス:JR「金沢」駅より徒歩2分／ HP:https://www.hotespa.net/hotels/kanazawa/

天然温泉 花蛍の湯
ドーミーイン PREMIUM 京都駅前

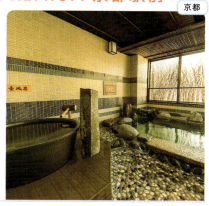

京都

京都駅からアクセス良好な、おすすめホテルサウナ

天然温泉が魅力なホテルの大浴場。京都らしい風情あるキレイな内装で、旅の疲れも癒される。ドライサウナはやや熱めでテレビつき。キンキンに冷えた水風呂、屋外の休憩スペースと、「ととのう」のに必要な要素はバッチリ。京都出張・旅行の際には、ぜひ一度ドーミーインに泊まってみてほしい。

住所：京都府京都市下京区東塩小路町558-8／電話番号：075-371-5489／営業時間：15:00～翌9:00（サウナのみ深夜0:00～翌5:00は利用休止）／定休日：年中無休／料金：ご宿泊のお客さまのみ入浴可／アクセス：JR京都駅から徒歩３分／HP：https://www.hotespa.net/hotels/kyoto/

THE THOUSAND KYOTO

京都

モダンでスタイリッシュな、瞑想のためのスパ

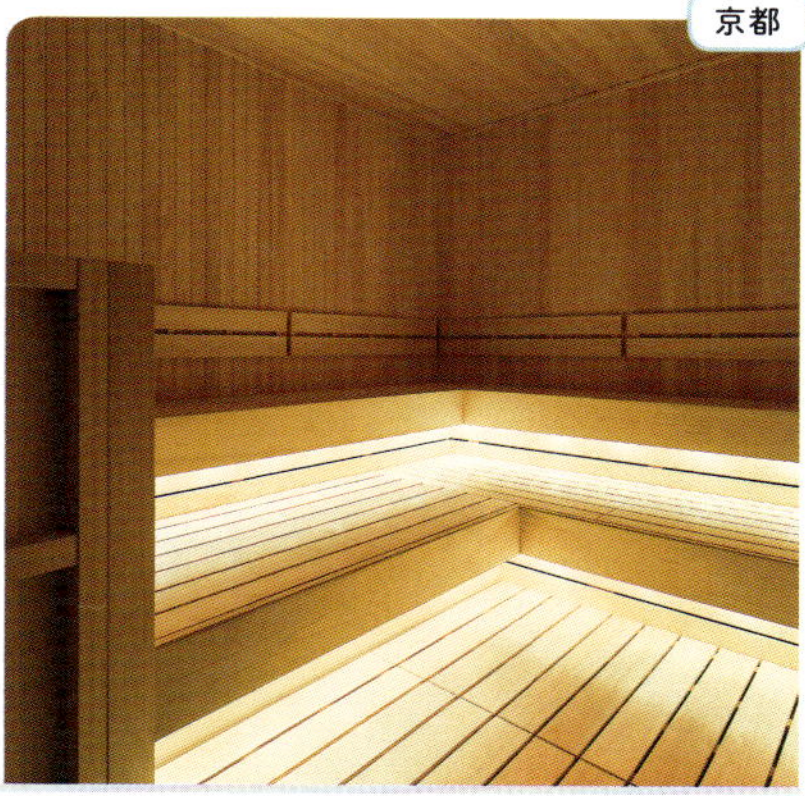

今年１月に京都駅前にオープンしたばかりのホテル内のスパ。シンプルなストーン調で統一された落ち着いた空間は、忙しい日常から離れて深く考えるのにぴったり。檜で作られたドライサウナ（男性のみ）のほか岩盤浴などもある。まだサウナーにもあまり知られていない穴場スポットなので、今のうちに行くのが良いだろう。

住所：京都府京都市下京区東塩小路町 570番／電話番号：075-354-1000／営業時間：7:00～22:00（最終受付21:00）／定休日：年中無休／料金：3,000円（※ご宿泊者様限定）／アクセス：JR京都駅から徒歩２分／HP：https://www.keihanhotels-resorts.co.jp/the-thousand-kyoto/

御船山楽園ホテル

佐賀

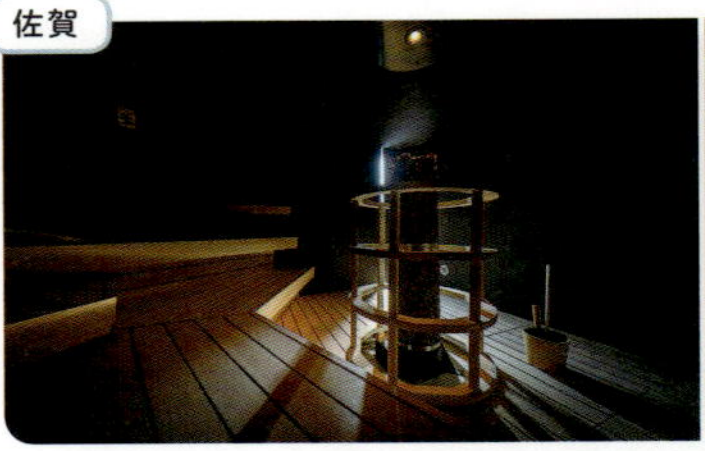

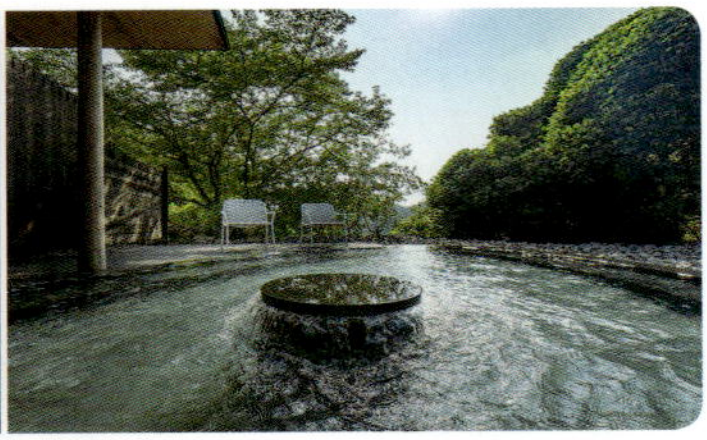

今、一番話題の、自然を感じる究極サウナ

「とにかくすごい」と注目を集めるホテルサウナ。サウナ室には、サウナ用スピーカーが4つも配置され、鳥の鳴き声や風の音など外の森の音が聞こえる。深めの水風呂は露天にあり、温泉水を使用。大きな石がととのい椅子になっており、寝そべりながらととのうこともできる。秋の行楽にもオススメな、絶対行ってほしいサウナだ。

住所:佐賀県武雄市武雄町大字武雄4100/電話番号:0954-23-3131/営業時間:6:00～10:00、15:00～24:00/定休日:年中無休/料金:御船山楽園ホテル、御宿竹林亭ご宿泊のお客さまのみ入浴可/アクセス:JR「武雄温泉」駅よりタクシーで5分/HP:https://www.mifuneyama.co.jp/

おちあいろう

伊豆

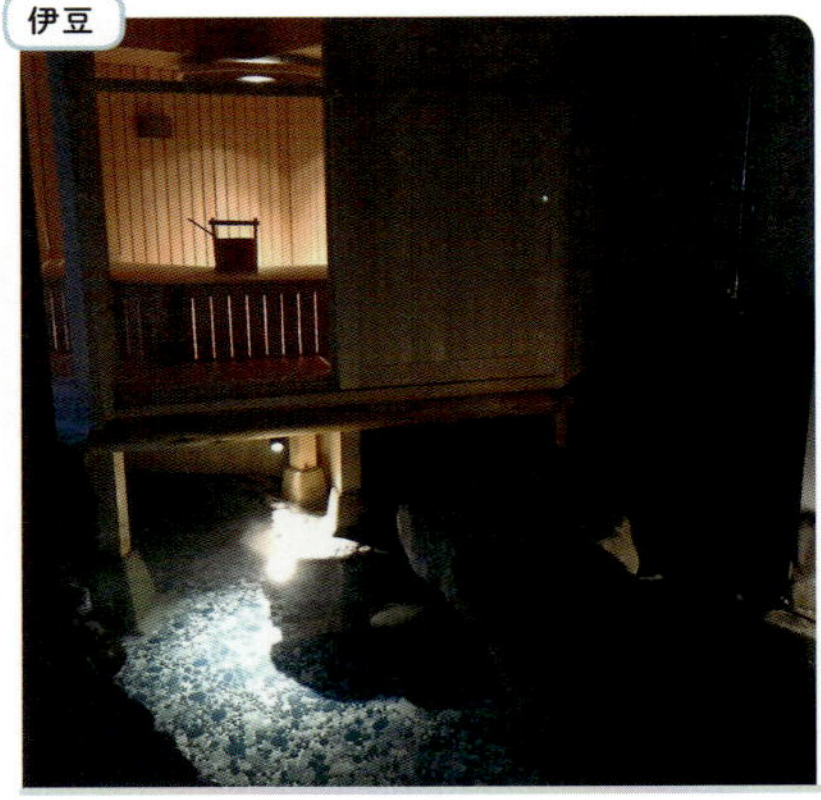

水風呂に浮かぶ、ガラスの茶室のようなサウナ

創業145年、国の有形文化財に登録されている高級旅館・落合楼にTTNEがプロデュースした純和風なサウナ。サウナ室は全面ガラスになっており木々と清流を見ることができる。伊豆周辺で取れる木々をヴィヒタとして使用し、柄杓や桶も茶道具になっている、日本の侘び寂びを感じられるサウナ。時期を選ぶとサウナ室からホタルが見られる。

住所:静岡県伊豆市湯ヶ島1887-1/電話番号:0558-85-0014/営業時間:ホテルへお問い合わせください/定休日:年中無休/料金:ご宿泊のお客さまのみ入浴可/アクセス:伊豆箱根鉄道駿豆線「修善寺」駅よりタクシーまたは東海バス/HP:https://www.ochiairo.co.jp/ja-jp

グランド ハイアット 福岡「クラブ オリンパス」

福岡

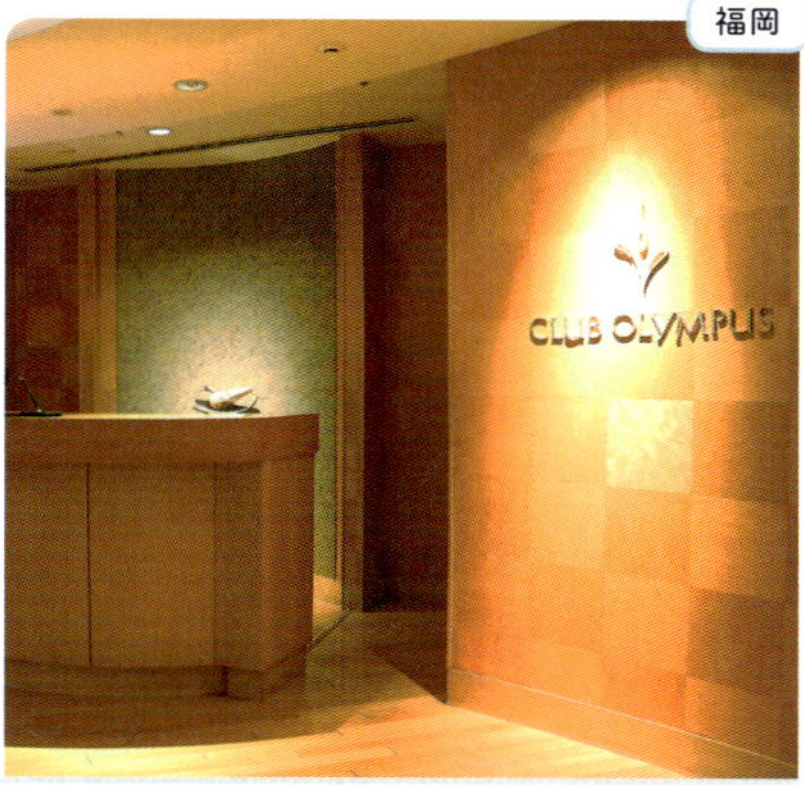

一人になりたいときは、ホテルのジムサウナがおすすめ!

本田が「ひとりで考え事をするのにちょうど良い」と利用する穴場サウナ。ジムに併設のサウナではあるが、ドライサウナ、ミストサウナ、水風呂やジャグジーなど施設は充実しており、ゆったりとくつろぐことができる。たくさん運動した後は、サウナでも汗を流してととのおう。

住所：福岡県福岡市博多区住吉1-2-82／電話番号：092-282-1234／営業時間：月～土6:30～22:00（プール、ジム、スタジオは21:00まで） 日・祝日6:30～20:00（プール、ジム、スタジオは19:00まで）／定休日：年中無休（※施設点検による休館日あり）／料金：2,000円（税別）／泊（宿泊のお客さま及び「クラブ オリンパス」会員のみご利用可）／アクセス：JR博多駅より徒歩10分／HP：https://www.hyatt.com/ja-JP/hotel/japan/grand-hyatt-fukuoka/fukgh

パークハイアット東京「クラブ オン ザ パーク」

新宿

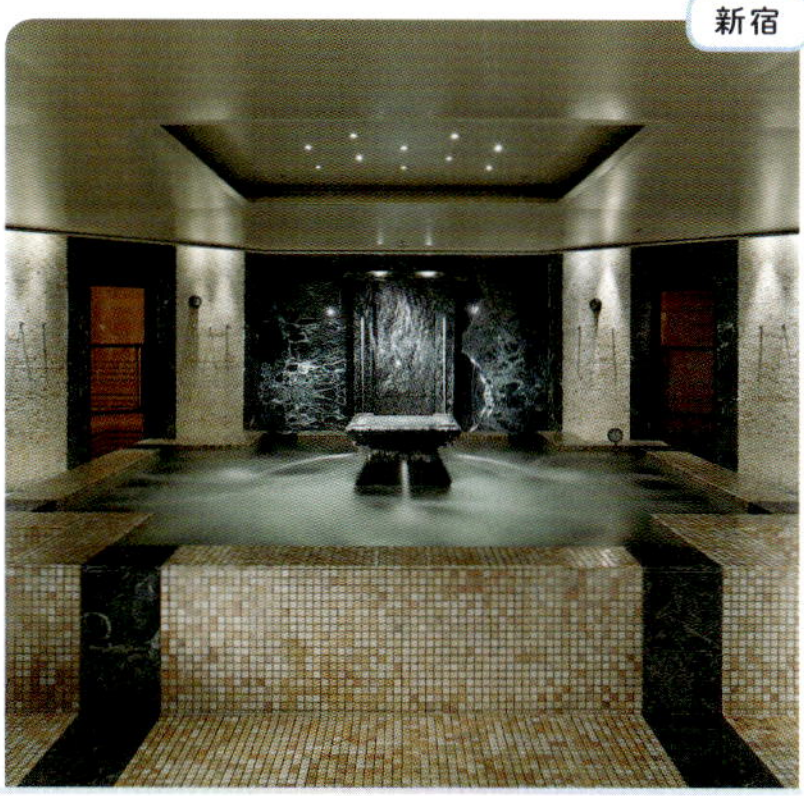

都会の真ん中にある天空のオアシス

地上45階からの眺望を望む極上のホテルスパ。サウナは90°Cのドライサウナと80°C中温ドライ、スチームサウナの3種類があり、いずれもシックで落ち着いた空間。休憩エリアにあるソファが気持ちよく、足のカーペットがフカフカで歩くだけでととのう。常温のルイボスティーやドライフルーツなども置いてあり、アメニティもAesopと充実。

住所：東京都新宿区西新宿3-7-1-2 パークハイアット東京45階／電話番号：03-5323-3434／営業時間：6:00～22:00／定休日：なし／料金：4,000円※税別（ご宿泊のお客様および「クラブ オン ザ パーク」会員のみご利用可）／アクセス：JR新宿駅南口より徒歩12分、都営大江戸線「都庁前」駅より徒歩8分／HP：https://www.hyatt.com/ja-JP/spas/Club-On-The-Park/home.html

SAUNA GUIDE 04

憧れの本場！海外のサウナ

Longing Home! Overseas Sauna

LÖYLY

ヘルシンキ

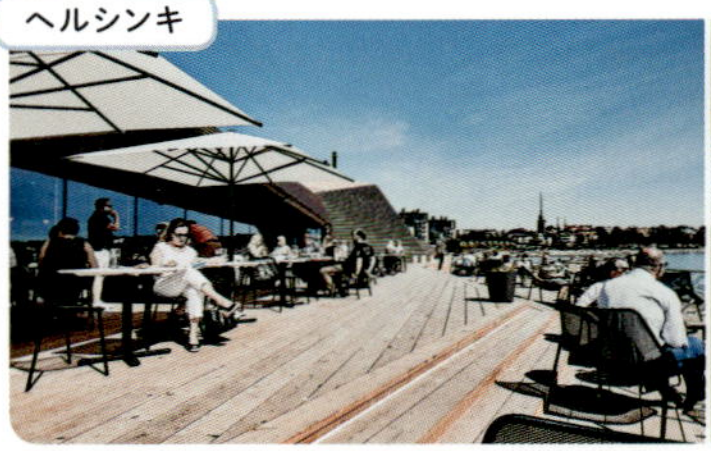

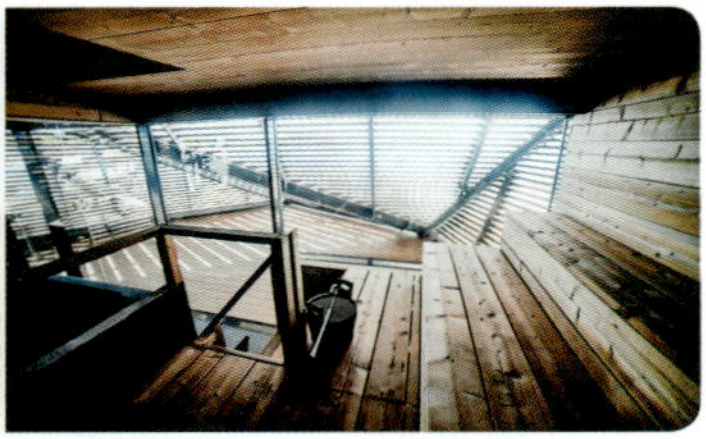

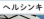

ヘルシンキを代表するデザインサウナ

フィンランドの独立100周年を記念して2016年にオープンした、海に面したパブリックサウナ。伝統的なスモークサウナやプライベートサウナで、本場フィンランドのサウナ文化をおしゃれに楽しむことができ、観光客と地元の人たちで賑わう。水風呂代わりに冷えた海に飛び込み、広々とした外気浴スペースでバッチリととのえる。

住所:Hernesaarenranta 4,00150 Helsinki, Finland ／電話番号:+358 9 6128 6550 ／営業時間:月 火:16:00 ～ 22:00、水 木13:00 ～ 22:00、金:13:00 ～ 23:00、土:8:00 ～ 10:00、13:00 ～ 23:00、日:13:00 ～ 21:00 ／定休日:年中無休／料金: 2時間19€（要予約、プライベートサウナは別途）／アクセス:「Kamppi」駅から、バス14番「Henry Fordin katu」下車して徒歩1分／ HP: https://www.loylyhelsinki.fi/

Kuusijärvi

ヘルシンキ

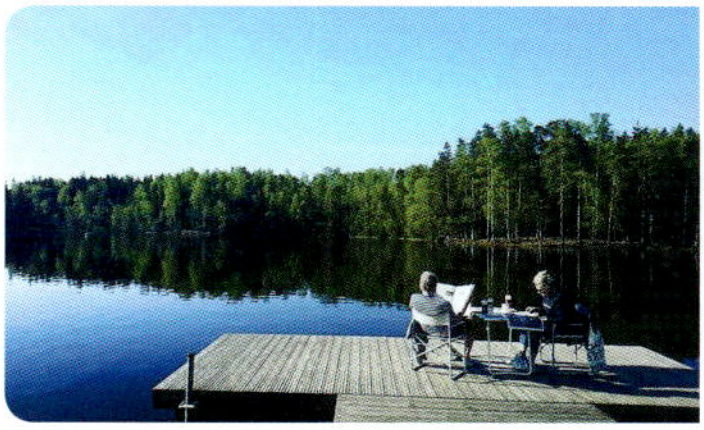

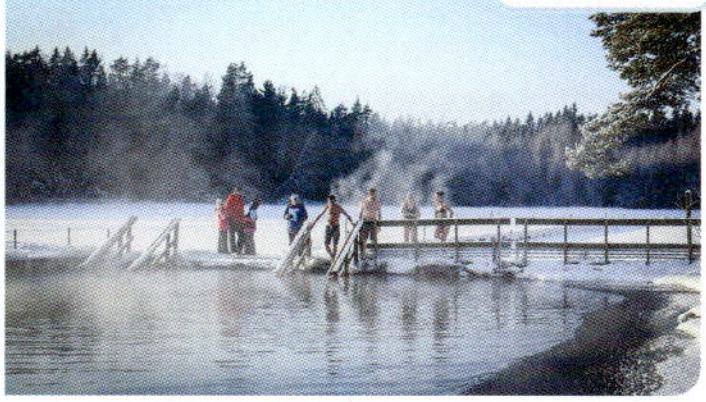

フィンランドの自然を感じるアウトドア系サウナ

緑に囲まれ、湖のほとりにある自然を満喫できるサウナ。通常の電気ストーブのサウナもあるが、午後からオープンするスモークサウナがとてもおすすめ。クールダウンは本場・フィンランド流に冷えた湖に飛び込み桟橋でととのう。ヴァンター国際空港に近いので、到着日や帰国日にも行きやすい。

住所：Kuusijärventie 3, 01260 Vantaa, Finland ／電話番号：+358 10 322 7090 ／営業時間：電気ストーブサウナ9:00 〜 20:30、スモークサウナ：13:00 〜 20:30（最終受付：20:00）／定休日：12月24日・25日／料金：電気ストーブサウナ大人6€、子ども4€、スモークサウナ大人12€、子ども7€／アクセス：ヘルシンキ中央駅からバス731N、738K、739「Kuusijärvi」下車して徒歩1分／ HP：https://www.cafekuusijarvi.fi/

Kotiharjun Sauna

ヘルシンキ

地元の人に愛される ローカルサウナ

レトロなネオンサインが目印の老舗サウナ。エントランスの前には真冬でもおじさんたちがたむろしており、ビールを飲みながらととのっている。サウナ室内では、地元の常連客がロウリュしながら、部屋の湿度を調節している。ローカルなサウナを体験したければぜひ一度訪れてみたいディープスポットだ。

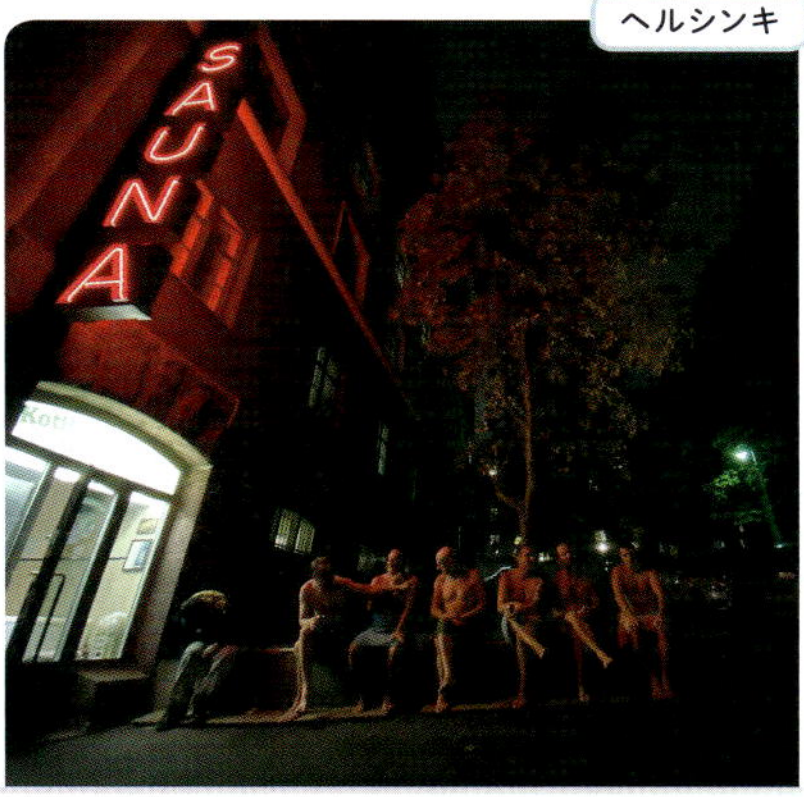

住所：Harjutorinkatu 1, 00500 Helsinki, Finland ／電話番号：+358 9 753 1535 ／営業時間：14:00 〜 21:30（最終受付：20:00）／定休日：月曜日／料金：14€（プライベートサウナは要予約、電話受付のみ）／アクセス：地下鉄「Sornainen」駅から徒歩５分／ HP：http://www.kotiharjunsauna.fi/

UUSI SAUNA

スタイリッシュで革新的な都会のサウナ

ヘルシンキ

デザインがすごくかっこいい、サウナとレストランの複合施設。客層も比較的若く、スタイリッシュな人が多め。男女分かれて裸で入るサウナのほか、水着着用で男女一緒に入れるサウナやプライベートサウナもある。また、休憩スペースでは、世界のビールを飲むことができる。

住所:Välimerenkatu 10, 00220 Helsinki, Finland ／電話番号:+358 44 758 3228 ／営業時間:16:00 ～ 23:00 ／定休日:月曜日／料金: 16€ ／アクセス:トラム「Huutokonttori」駅から徒歩2分
HP: https://uusisauna.fi/

SompaSauna

世界で最も公衆的なサウナ

ヘルシンキ

廃屋に誰かがサウナストーブを持ち込んでできた公衆サウナ。24時間365日開いており、誰でも無料でサウナを利用することができる。スタッフやシャワーはなく、薪や水は自分で持ち込む完全なセルフサービス。目の前には海が広がり、海に飛び込むこともできる。一度は行ってみたい。

住所:Sompasaarenlaituri, 00540 Helsinki, Finland ／電話番号:なし／営業時間:24時間営業／定休日:年中無休／料金:無料／アクセス:地下鉄「Kalasatama駅」より徒歩20分／ HP: https://www.sompasauna.fi/

ヘルシンキ・ヴァンター国際空港
フィンエアープラチナウイング

空の旅の前にもやっぱりサウナ!

ヘルシンキ

ヘルシンキ・ヴァンター国際空港のフィンエアー・ファーストクラスラウンジにはサウナがある。さすがどこにでもサウナがある国・フィンランドだ。男女混浴スタイルで、バスタオルを巻いて入浴する。長いフライトの前には、ラウンジのサウナでさっぱりしよう。

住所:01531 Vantaa, Finland(ヴァンター国際空港内)／電話番号:なし／営業時間:5:30 ～ 24:00 ／定休日:年中無休／料金:ラウンジチケットをお持ちのお客様のみ利用可／アクセス:ヴァンター国際空港 Plaza Premium Lounge内／ HP: https://www.finavia.fi/fi/lentoasemat/helsinki-vantaa/lounget

7132 THERMAL BATHS & SPA

スイス

世界で最も美しいスパ

スイスの建築家・ピーター・ズントーの最高傑作と言われる、クリエイティブでラグジュアリーな温泉施設。肌に当たる感覚がすべて異なるように設計されたアルプス天然水のキンキンに冷えたシャワーと14℃の水風呂で完璧なセッティング。ドライサウナはないのだが、薄暗く前の人も見えないほどのスチームサウナが最高に気持ちが良く、むしろこれがいい。屋外の35℃の温水スパも自然を感じることができる。不思議な音が響く瞑想空間など、今まで見たことのない美しく楽しいクリエイティブなスパ。できればデザインも部屋も美しい7132ホテルに宿泊して、朝のホテルゲストだけの時間を楽しんでほしい。7132Silverレストランもスイス内Top3に入る良さ。

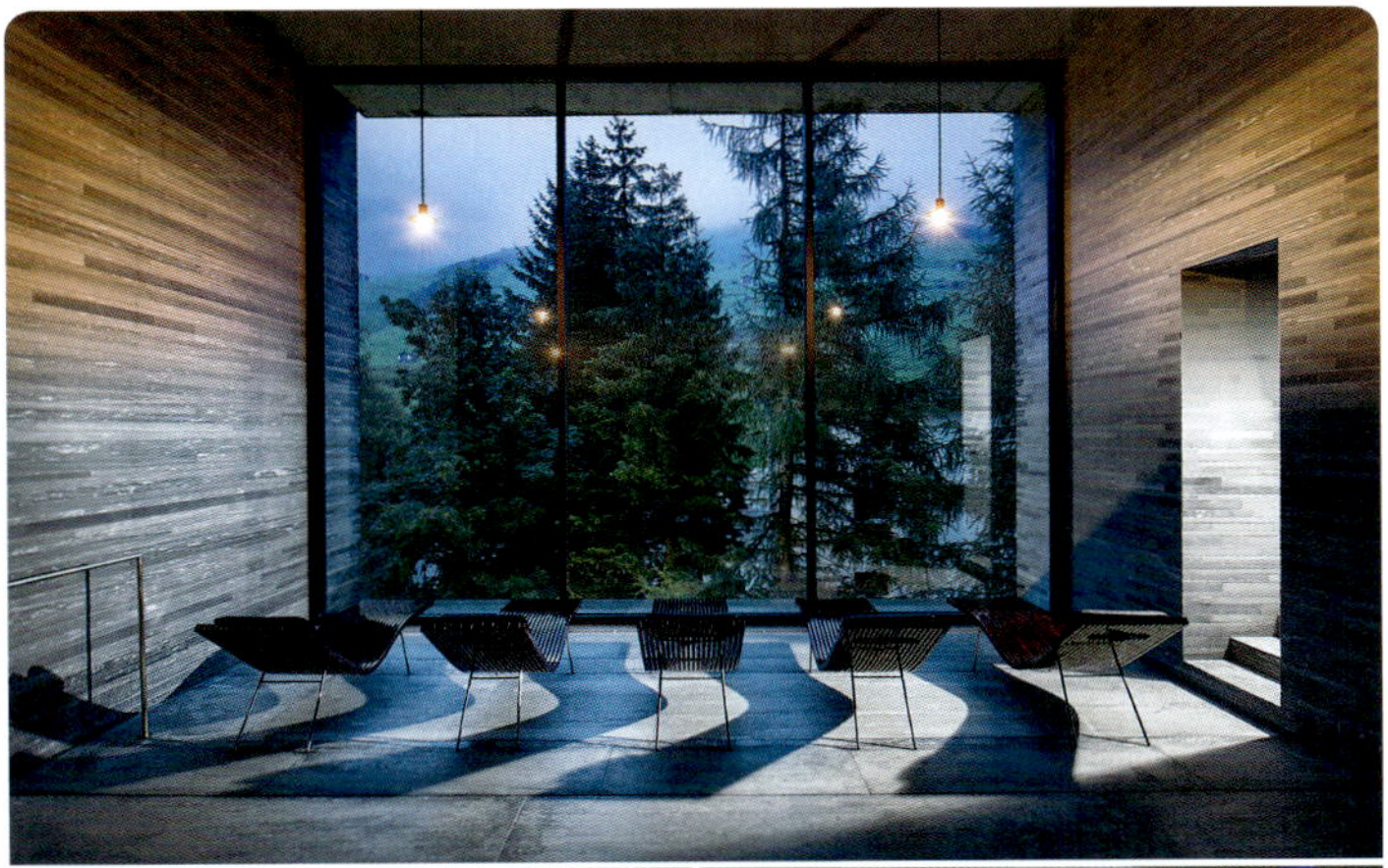

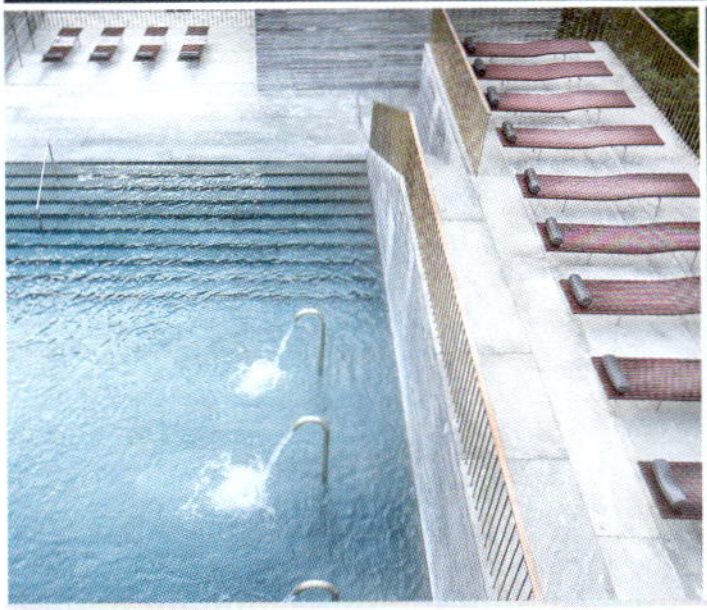

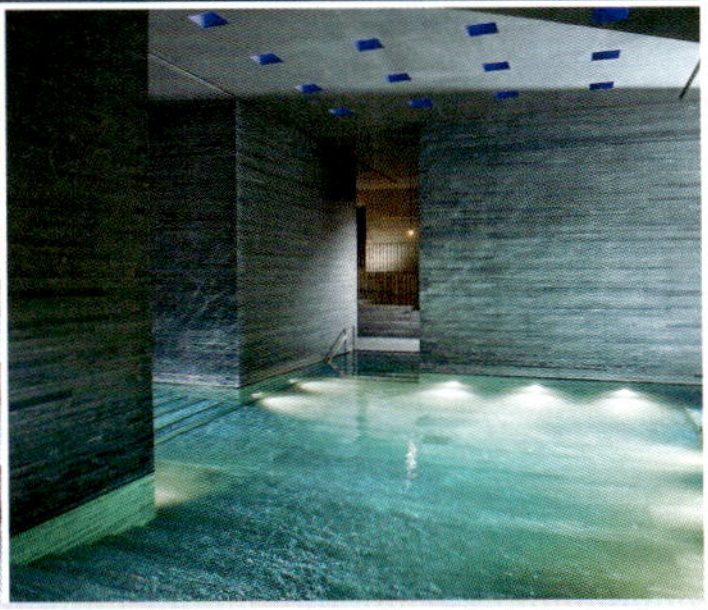

Copyright Global Image Creation-7132 Hotel, Vals (Switzerland)

住所：7132 Therme 7132 Vals, Switzerland ／電話番号：+41 58 7132 010 ／営業時間：月火11:00 ～ 18:00、水～日11:00 ～ 20:00 ／定休日：年中無休／料金：大人CHF80、子どもCHF52 ／アクセス：「Vals, Therme」駅から徒歩5分／ HP：https://7132therme.com/

vabali spa・berlin

ベルリン

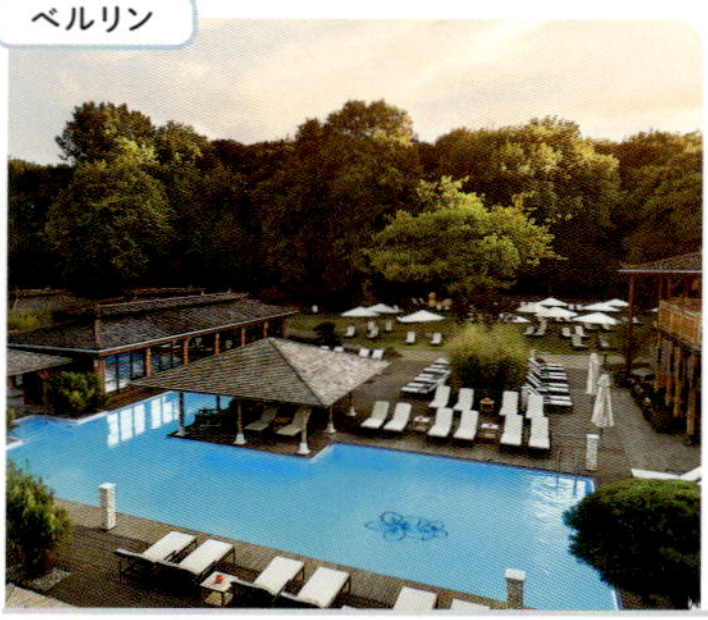

死ぬまでに100回は行きたいエデンの園

男女混浴ながら水着もタオルも使用せず、みんな全裸で入浴しているという、日本人からするとなかなか想像のつかないバリ風のリゾートスパ。目のやり場に困りそうだがしばらくいると慣れてくる。施設内サウナは11つあり、本場ドイツ式のアウフグースサービスを体験することができる。

住所:Seydlitzstr. 6, 10557 Berlin, Germany ／電話番号:+49 30 911 4860 ／営業時間:9:00 ～ 24:00 ／定休日: 年中無休／料金:(平日)2時間22.50€、4時間30.50€、1日39.50€(土日祝)2時間24.50€、4時間33.50€、1日42.50€ ／アクセス:バス停「Seydlitzstr」から徒歩3分、バス停「Lesser-Ury-Weg」から徒歩3分、「Hauptbahnhof」駅から徒歩10分／ HP: https://www.vabali.de/

Great Jones Spa

ニューヨークのおしゃれスパ

ニューヨーク

ラグジュアリーでスタイリッシュなニューヨークの老舗スパ。サウナ室内にはロウリュ可能な巨大なストーブがあり、壁が全面石になっている。ファッションショーや映画の撮影にもよく利用されるという、おしゃれな空間だ。

住所:29 Great Jones Street, New York, NY 10012 ／電話番号:+1 212 505 3185 ／営業時間:9:30 ～ 22:00 ／定休日: 年中無休／料金:スパトリートメントを予約のお客様のみ利用可／アクセス:「Broadway-Lafayette Street/Bleecker Street」駅より徒歩5分／ HP: https://www.gjspa.com/

RUSSIAN& TURKISH BATHS

創業100年以上！ ニューヨーク最古のスパ

ニューヨーク

1892年創業の、ニューヨークでもっとも歴史のあるスパ。ロシア式のドライサウナ、トルコサウナ、2種類のスチームサウナなど5種類のサウナがある。正直キレイとは言いがたいが、かつてはフランク・シナトラも通ったという超老舗、一度試してみてはいかがだろうか。

住所:268 East 10th St(Between 1st Abe & Ave A)New York, NY 10009 ／電話番号:+1 212 674 9250 ／営業時間:(月・火・木・金)12:00 ～ 22:00、(水)10:00 ～ 22:00、(土)9:00 ～ 22:00、(日)8:00 ～ 22:00(随時変更の可能性があるため、HPにてご確認ください) ／定休日: 年中無休／料金:$48(グループ・団体割引あり) ／アクセス:地下鉄「1-Avenue」駅より徒歩4分／ HP:https://www.russianturkishbaths.com/

SAUNA GUIDE 05

至福のひと時を過ごす 海外のホテルスパ & サウナ

Hotel Spa & Sauna for Special Day

LAPLAND HOTELS BULEVARDI

いつでも好きなときに入れるホテル室内のサウナ

スイートルームについている2〜3人用のサウナがおすすめのホテル（サウナのない部屋もあるので予約時に要確認）。自分でストーブの電源を入れ、いつでも好きなときに入ることができる。水道から出る水もキレイで約13〜14℃と冷たいので、バスタブに水を張って水風呂にすれば、完璧な専用サウナのできあがり。

フィンランド

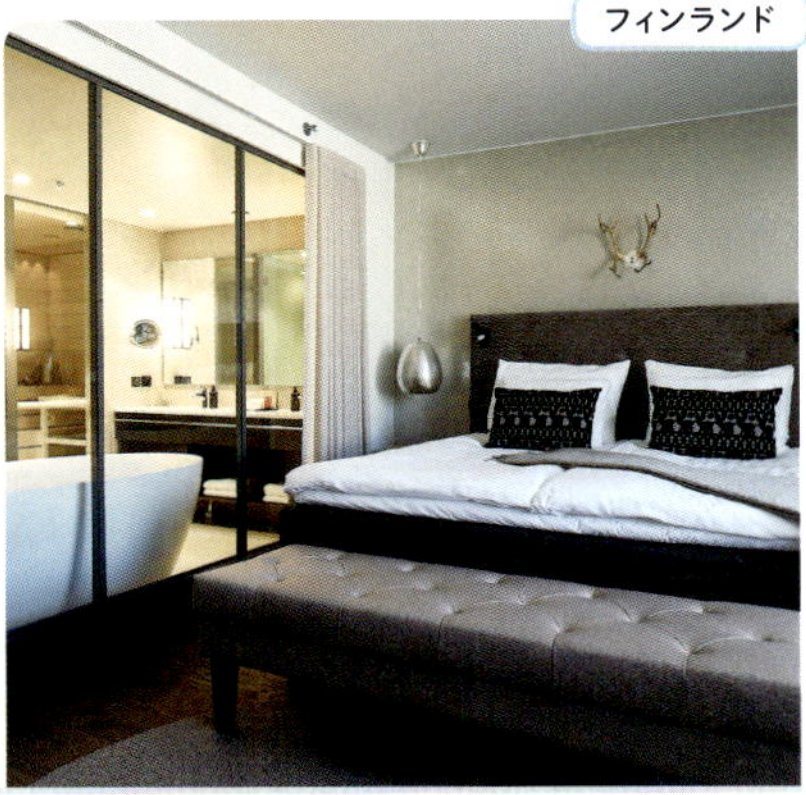

住所：Bulevardi 28 00120 Helsinki, Finland ／電話番号：+358 9 2525 1111 ／営業時間：6:00〜22:00（居室内のサウナは24時間利用可）／定休日：年中無休／料金：宿泊者のみ利用可／アクセス：地下鉄「Aleksanterin teatteri」駅より徒歩1分／ HP：https://www.laplandhotels.com/EN/urban-hotels/helsinki/lapland-hotels-bulevardi.html

HOTEL KÄMP「KÄMP SPA」

ヘルシンキで唯一の五つ星ホテルスパ

フィンランド

世界の著名人から愛されるヘルシンキの最高級ホテル・HOTL KÄMP内にあるスパ。フィンランド式、トルコ式、イタリア式という3種類のサウナのほか、アロマテラピーシャワーが楽しめる。休憩スペースには温かいテルマベッドがあり、寝そべりながらととのうこともできる。天気の悪い日には1日ホテルスパでのんびりするのも◎

住所：Kluuvikatu 4 B, 8. Kerros 00100 Helsinki Finland ／電話番号：+358 9 5761 1330 ／営業時間：（平日）7:00 ～ 21:00（土）10:00 ～ 20:00（日）10:00 ～ 18:00 ／定休日：年中無休／料金：宿泊者のみ利用可／アクセス：トラム「Aleksanterinkatu」駅より徒歩2分／ HP：https://www.kampspa.com/

Hotel Firefly

優雅なリゾートのホテルスパ

スイス

スイス山間部のリゾート地・ツェルマットにある有名ホテルのひとつ。こちらのスパには、5分ごとのオートロウリュによって常に最高の湿度になっているメインサウナ、トルコ式のハマム、ミストサウナにセルフロウリュ可の屋外サウナと4種類のサウナがある。いずれも落ち着いていて瞑想にぴったりなリラックス空間。また、アルプスの豊富な天然水を使用した水のシャワーはまさに「浴びる水風呂」。ガラス張りで景色の素晴らしいととのいスペースもあり、バカンスにはぴったりのホテルスパだ。

住所：Schluhmattstrasse 55, CH-3920 Zermatt, Switzerland ／電話番号：+41 0 27 967 76 76 営業時間：ホテルへお問い合わせください／定休日：年中無休／料金：宿泊者のみ利用可／アクセス：「Zermatt」駅より徒歩15分／ HP：https://www.firefly-zermatt.ch/

25hours Hotel Zürich Langstrasse

こんなところに、こんな良いサウナがあったなんて！

スイス

チューリッヒの中央駅の近くにあり、若者向けのデザインホテルでありながら、最上階にあるサウナが充実しておりおすすめ。セルフロウリュ可のサウナに加えて、思いっきり水を浴びられる桶シャワーがついている。屋上はルーフトップテラスになっており、景色を見ながらととのえる。

住所：Langstrasse 150, 8004 Zürich, Switzerland ／電話番号：+41 44 576 52 55 ／営業時間：ホテルへお問い合わせください／定休日：年中無休／料金：宿泊者のみ利用可／アクセス：「Zurich Central Station」駅より徒歩3分／ HP：https://www.25hours-hotels.com/hotels/zuerich/langstrasse

IL BOSCARETO RESORT & SPA

イタリア・アルバのラグジュアリースパ

イタリア

目の前に世界遺産のぶどう畑が広がるアルバ付近の高級ホテルスパ。サウナ室内には小さな窓があり、絵画のような美しい森の景色を見ながら入浴できるようになっている。プールも約20mと広々しており、トレーニングも存分に行える。白トリュフが美味しい秋の季節にぜひとも訪れたい。

住所:via Roddino, 21 - 12050 Serralunga D'Alba (Cn) Italy ／電話番号:+39 0173 613041 ／営業時間:施設へご確認ください／定休日: 年中無休／料金:70€ ／アクセス:「Fermata 12965 - SERRALUNGA」駅より徒歩6分／ HP: http://www.ilboscaretoresort.it/

LA RIBEZZA BOUTIQUE HOTEL

ぶどう畑を見ながらロウリュ

イタリア

ワインが美味しいピエモンテ州、モンフォルテ・ダルバのホテルにある、楕円形・ガラス張りの温室のようなサウナ。目の前にある世界遺産のぶどう畑を見ながらロウリュすることができるという、今までに見たことのない個性的なつくり。

住所:Via Bava Beccaris, 3, 12065 Monforte d'Alba (CN) Italy ／電話番号:+39 0173 240220 ／営業時間:(平日) 7:00 ～ 21:00 (土) 10:00 ～ 20:00 (日) 10:00 ～ 18:00 ／定休日: 年中無休 ／料金:宿泊者のみ利用可／アクセス:「MONFORTE (P.ZA RE UMBERTO) 」駅より徒歩10分／ HP: https://www.laribezza.it/

GRAND HOTEL CENTRAL BARCELONA 「UNICO SPA」

情熱の街のおしゃれなホテルサウナ

スペイン

バルセロナの中心地近くにあるスタイリッシュなホテル。街並みを一望できるインフィニティプールも人気。サウナは最近流行しているニューヨークスタイルで色が変わるライティングなどがあり、貸切にできるプライベートサウナではセルフロウリュもできる。

住所:Via Laietana, 30, 08003 Barcelona, Spain ／電話番号:+34 93 295 79 00 ／営業時間:ホテルへお問い合わせください／定休日: 年中無休／料金:宿泊者のみ利用可／アクセス:地下鉄「JAUME 1 」駅より徒歩2分／ HP: https://www.grandhotelcentral.com/

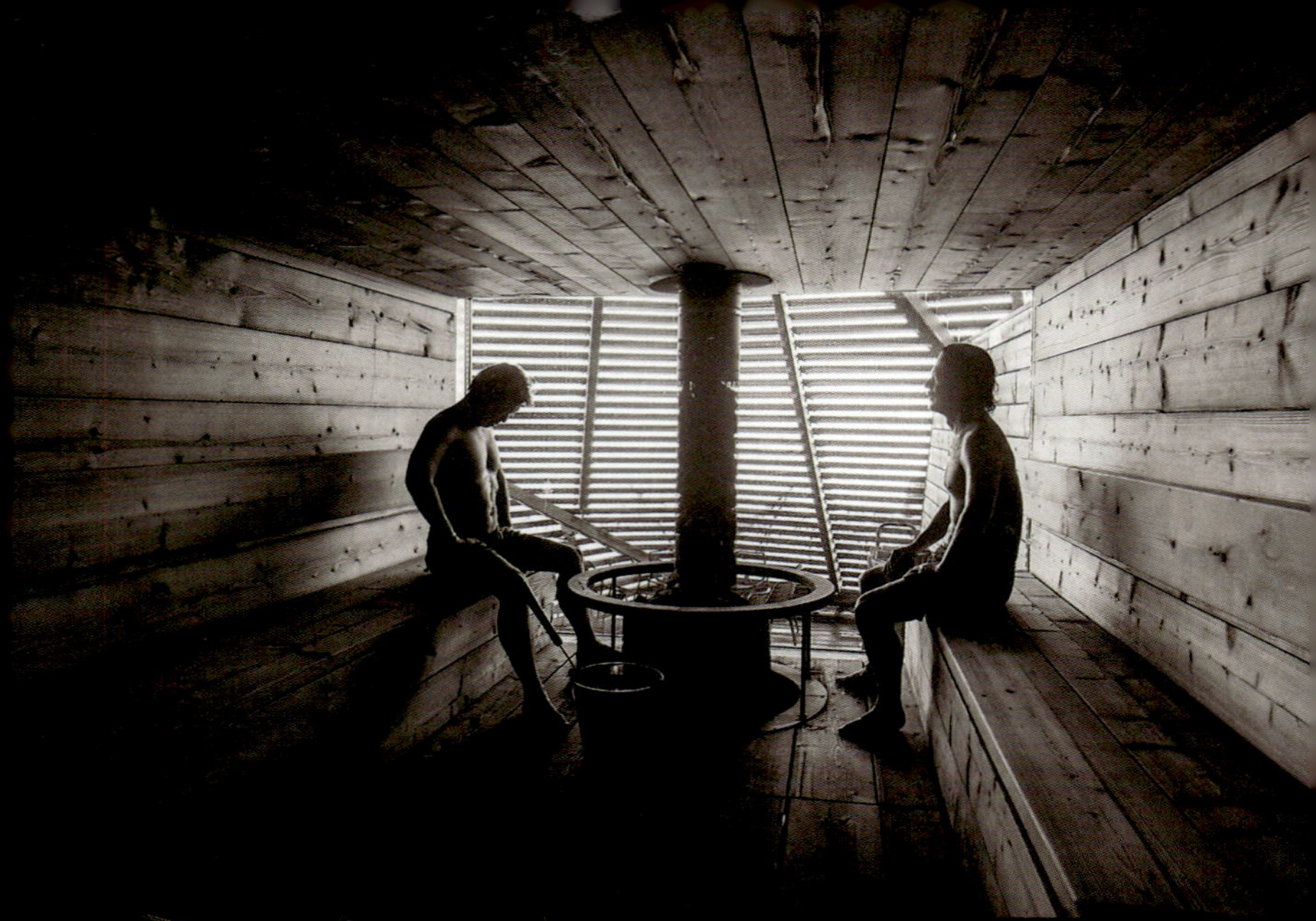

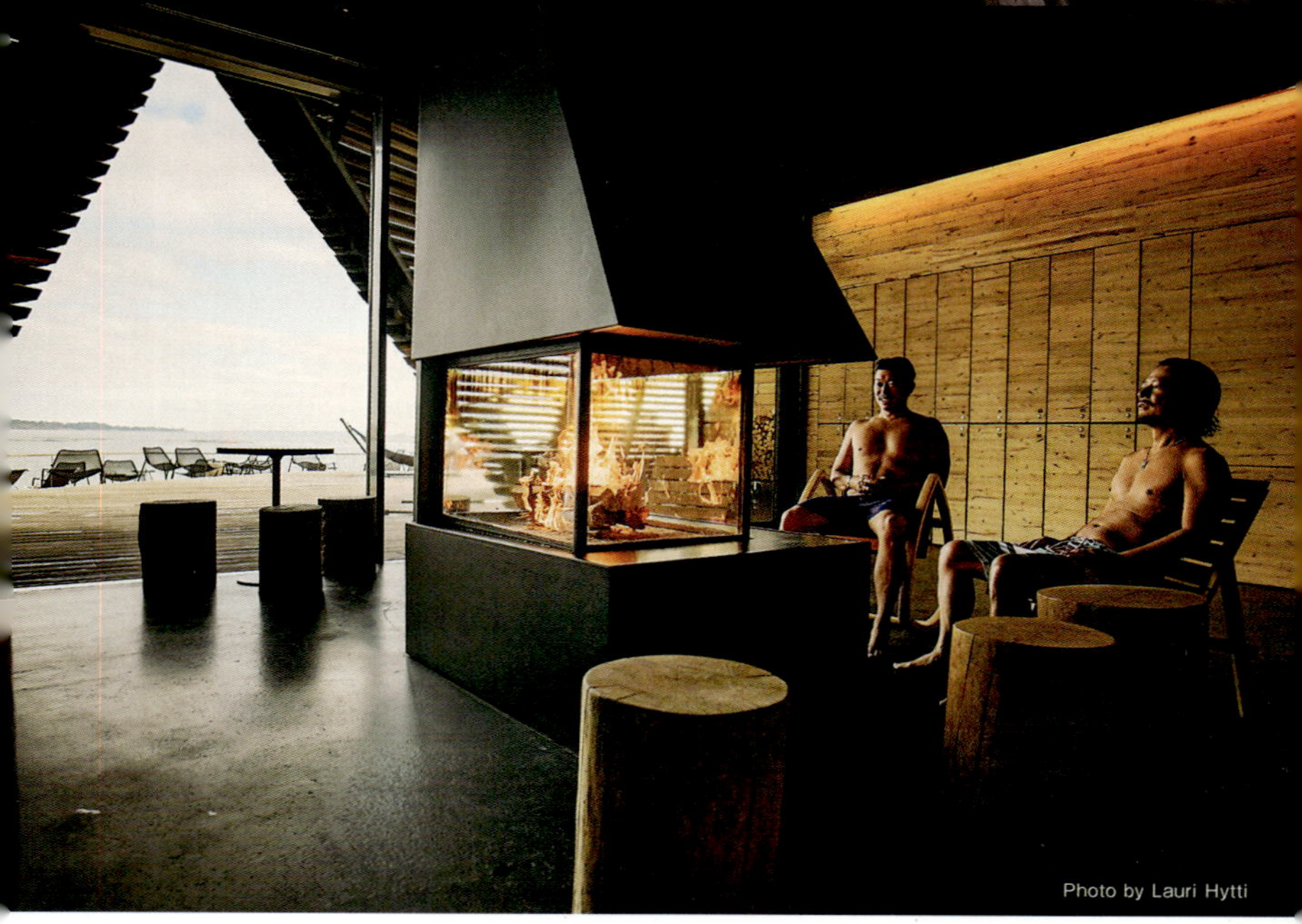

Photo by Lauri Hytti